Gitta Lénárt

ALCALINIZACIÓN *con* ALIMENTOS CRUDOS

Gitta Lénárt

ALCALINIZACIÓN *con* ALIMENTOS CRUDOS

La transformación en 4 pasos
Incluye más de 90 recetas

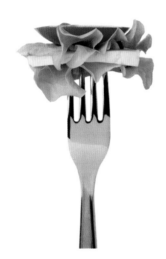

www.edaf.net

MADRID - MÉXICO - BUENOS AIRES - SAN JUAN - SANTIAGO
2015

© 2013, Gitta Lénárt, publicado en Hungría con el título *Lúgosítás élő ételekkel. Átállás 4 lépésben*
© 2015. De esta edición, Editorial EDAF, S. L. U.
© 2015, De la traducción, Jenny Ildiko Komlos
Fotografías de interior: cedidas por la autora.
© Diseño de la cubierta: Gerardo Domínguez

Editorial Edaf, S.L.U.
Jorge Juan, 68,
28009 Madrid, España
Teléf.: (34) 91 435 82 60
www.edaf.net
edaf@edaf.net

Ediciones Algaba, S.A. de C.V.
Calle 21, Poniente 3323 - Entre la 33 sur y la 35 sur
Colonia Belisario Domínguez
Puebla 72180 México
Telf.: 52 22 22 11 13 87
jaime.breton@edaf.com.mx

Edaf del Plata, S.A.
Chile, 2222
1227 Buenos Aires (Argentina)
edaf4@speedy.com.ar

Edaf Antillas/Forsa
Local 30, A-2
Zona Portuaria Puerto Nuevo
San Juan PR00920
(787) 707-1792
carlos@forsapr.com

Edaf Chile, S.A.
Coyancura, 2270, oficina 914, Providencia
Santiago - Chile
comercialedafchile@edafchile.cl

Junio de 2015

ISBN: 978-84-414-3561-2
Depósito legal: M-17.123-2015

IMPRESO EN ESPAÑA   PRINTED IN SPAIN

COFÁS

«La alimentación humana debería ser lo más natural posible.»

Dr. Werner Kollath

«El nexo de unión más importante entre el cuerpo y el medio ambiente es sin duda la comida. El medio ambiente «entra en nuestro cuerpo» a través de la apariencia de la comida, y lo infunde. Las vitaminas constituyen inexorablemente uno de los pilares fundamentales en la coordinación de esta relación. Estoy convencido de que si volviéramos a poner nuestro cuerpo en aquel medioambiente primitivo u original para el funcionamiento del organismo, funcionaría igual de perfecto que el cuerpo de los otros seres vivos. La enfermedad es la falta de armonía entre el organismo y medio ambiente.»

Albert Szent-Györgyi
Premio Nobel de Fisiología

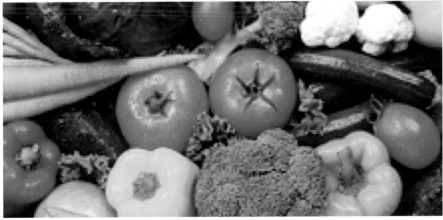

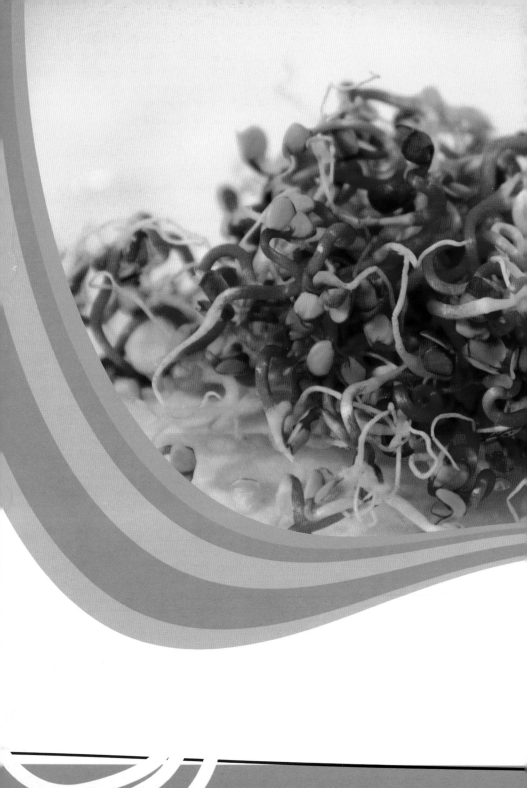

Índice

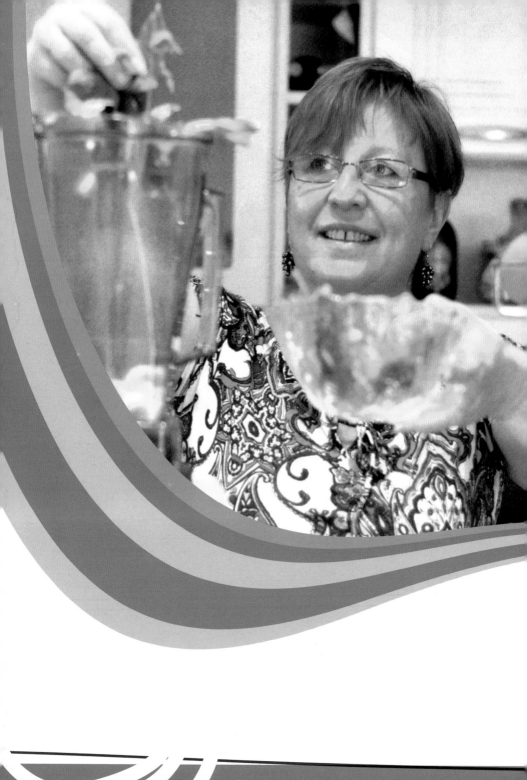

Presentación

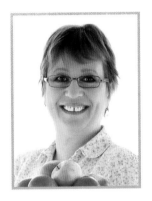

Soy Gitta Lénárt y practico la dieta crudivegana desde hace muchos años, lo que significa que la mayor parte de mi alimentación está compuesta por verduras crudas, brotes, germinados y frutas. Muy excepcionalmente, y solo en contadas ocasiones, consumo cereales, o platos cocinados, pues lo que forma parte realmente de mi alimentación son los frutos secos, las semillas, los brotes y las distintas especias como los aceites prensados en frío y la miel.

Hace años leí el libro *La milagrosa dieta del Ph*, del doctor Robert O. Young y Shelley Redford, que me dejó bastante impactada. Gracias a él experimenté en mi propio cuerpo cómo una dieta natural fue capaz de equilibrar la función de mis células, cómo mejoró mi estado de salud y sensación de bienestar, debido al estado alcalino de mi organismo. Al principio, medía el pH de mi cuerpo por la mañana, por la tarde y varias veces durante el día, para ver cómo iba progresando, pero este aspecto no es el más importante. En realidad, lo más sorprendente fue la desaparición de una variedad de síntomas y enfermedades, y la recuperación de la sensación de bienestar, el vigor juvenil y la recuperación de la vitalidad. Todos los que llegan a experimentarlo una vez, dudo de que vayan a renunciar a este estilo de vida.

La dieta alcalina o, en otras palabras, la nutrición natural y sana, actúa sobre nuestro organismo de tal manera que *verdaderamente* somos más resistentes, y no hay bacteria o virus capaz de llegar a atacarnos. Sirva como ejemplo mi propio caso, pues no he estado enferma desde hace ya 5 años; sin embargo, mis 3 hijos traen a casa una gran variedad de enfermedades infecciosas y virus, tanto de la guardería como del colegio.

Las crisis debidas a alergias con estornudos múltiples en la actualidad solo son recuerdos en mi memoria, pero antes me causaban serios problemas, sobre todo al principio y al final del verano, debido al estado del aire por la polinización. Y aunque unos estornudos en algún momento me han hecho recordar que un día tuve alergias, esto ya forma parte del pasado. Nunca más crisis de atrangantamientos, estornudos durante toda la noche, nariz congestionada y tampoco picor en los ojos.

Al principio me resultó difícil, porque no había nadie en mi entorno que hubiera cambiado su manera de alimentarse como yo. Afortunadamente, desde entonces la situación ha cambiado y cada vez más personas son conscientes de que el estilo de vida está muy ligado a nuestra salud, y nuestras células solo pueden «ser felices» si el combustible con el que se alimentan es el adecuado para ellas. ¿Y cuál es el mejor «combustible»? Todo lo que es natural, todo lo que nutricionalmente tenga un valor completo, tal como ha sido creado por la naturaleza, madurado al sol: verduras, frutas, semillas, germinados y brotes frescos.

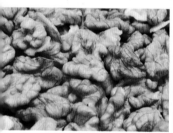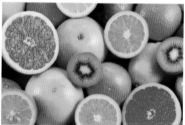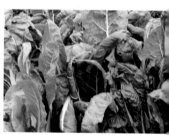

Muchas personas piensan que renunciar a aquellos alimentos a los que estaban acostumbrados a tomar hasta ahora, causa un enorme sacrificio y dolor. No imaginan ni el sabor ni el olor que pueden tener estos «nuevos» alimentos. A mucha gente no le gustan nada las verduras. (Por supuesto, a mí tampoco me gusta la coliflor cuando parece que es un puré, porque está demasiado cocida.) Sin embargo, ¡todas las personas que han probado el espagueti hecho de calabacín están de acuerdo en que no solo es comestible, sino que incluso podríamos decir que delicioso!

La mayoría de la gente ni siquiera intenta preparar las recetas alcalinas, porque piensan que no van a consumir estos platos con apetito. La mayoría se conforma con únicamente tomar unas cuantas cápsulas y suplementos alcalinizantes sin modificar los hábitos alimenticios, y solo con esto no se produce un «milagro». No, no es suficiente.

Por desgracia, el «milagro» solo aparecerá si dejamos de practicar los malos hábitos y renunciamos a la explotación, y en condiciones muy perjudiciales, de nuestro organismo. Solo se producirá el «milagro» si el cuerpo se limpia de sus depósitos, mientras vamos llenando con valiosos nutrientes; todo esto es posible siempre y cuando practiquemos una alimentación adecuada.

Nuestro organismo, afortunadamente, tiene una inteligencia natural, y si iniciamos el programa descrito en el libro, después de un tiempo desearemos y elegiremos de una manera intuitiva y absolutamente voluntaria los alimentos alcalinizantes. Y si estos platos además de tener apariencia bonita resultan ricos y agradables al sabor, entonces no constituirá ninguna renuncia, y no habrá que hacer ningún esfuerzo especial.

Estimado lector, si quieres tomar realmente las riendas de la evolución de tu salud, por favor, únete a mí, sigue y aplica el programa que describo en el libro. Conoce las alternativas que existen a una alimentación tradicional —acidificante— y de los cambios que te ofrece, y que experimentarás gracias a una dieta natural y alcalinizante, ¡conociendo las materias primas y los procedimientos de las preparaciones de los alimentos! Amplía, conoce y profundiza en el conocimiento de tu alimentación, paso a paso, con las deliciosas recetas que te proporcionamos, las cuales no solo te ayudarán a recuperar tu salud, sino que te harán vivir una verdadera experiencia gastronómica.

¡Te deseo mucha suerte en esta emocionante aventura!

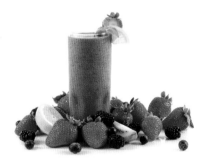

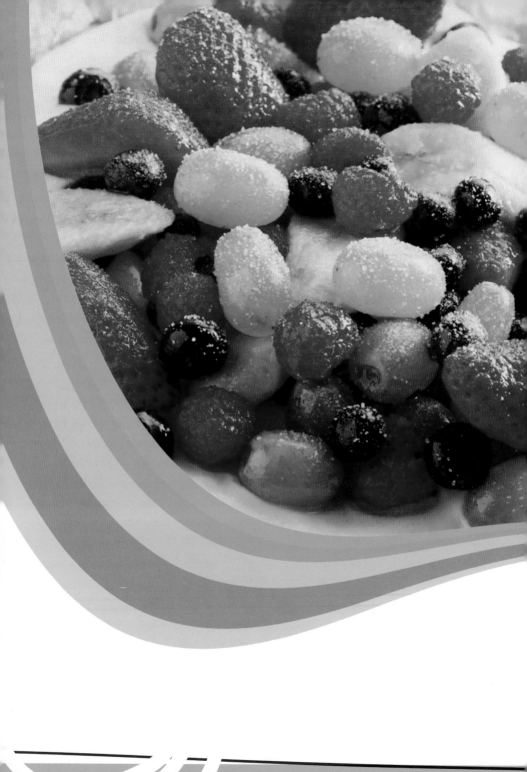

Fundamentos de la alcalinización

Hemos nacido para estar sanos y ser felices. En nuestro organismo millones de complejos procesos hacen posible y facilitan que cada órgano funcione de la manera más eficiente posible, de forma armónica y coordinada entre sí.

Poseemos una capacidad de adaptación enorme. Durante un periodo largo de tiempo no nos damos cuenta de los esfuerzos efectuados por nuestro organismo para encubrir los abusos que cometemos contra él. Podemos consumir durante años sin impunidad alimentos endulzados con azúcar, alimentos procesados, refinados mientras trabajan intensamente los órganos excretores. Aunque el exceso de acidez se elimina del cuerpo (a través de la exhalación, la orina, las heces y de nuestra piel), tenemos que saber que esto representa un gran esfuerzo para nuestro organismo y que, tarde o temprano, se agota, y que, según pase el tiempo, cada vez será más difícil de realizar esta tarea. Pero hay una buena noticia: que nuestro organismo practica la autocuración y es autosostenible. Es una creación perfecta de la naturaleza. Si se proporcionan las condiciones adecuadas, nuestro organismo es capaz de hacer todo lo necesario para favorecer su propio mantenimiento. La pregunta es, ¿cómo podemos ayudar a nuestro organismo en esta búsqueda en lugar de obstaculizarlo? ¿Qué condiciones hay que cumplir para que esta tarea sea realizable de la mejor forma posible?

Cada día mueren millones de células y renacen otras nuevas. Las células muertas se descomponen en sus distintos componentes, a continuación serán parcialmente reutilizadas de nuevo por nuestro organismo y otra parte será excretada por el cuerpo.

Nuestro organismo renueva las células a través de los alimentos absorbidos, y únicamente es capaz de trabajar con el «material aportado» a través de lo que ingerimos. Todo el mundo sabe que con los materiales baratos y de baja calidad no se pueden fabricar artículos duraderos, fiables; pues exactamente lo mismo sucede con nuestro organismo. El estado de nuestra salud en gran medida depende de la composición de los alimentos ingeridos; por tanto, si alguien se alimenta de forma consciente, su esperanza de vida probablemente será más larga.

¡Debemos asumir la responsabilidad sobre nuestra propia salud!

Tenemos que saber que solo nosotros mismos somos capaces de autocurarnos...

¡Debemos asumir la responsabilidad de nuestra propia salud! Solo nosotros mismos somos capaces de autocurarnos y mantener nuestra salud. ¡No podemos señalar con el dedo a los demás! Nuestros médicos nos pueden proporcionar consejos sabios, pero somos nosotros quienes necesitamos prestar atención y respetarlos, ya que ellos no lo pueden hacer en nuestro lugar.

No podemos esperar que alguien decida en nuestro lugar lo que comemos, lo que pensamos, lo que bebemos, si hacemos ejercicio, cómo tratamos a

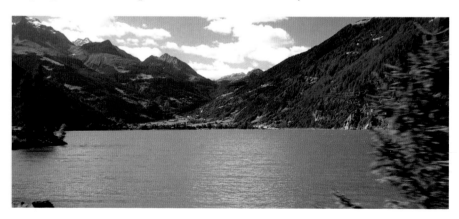

nuestro cuerpo… El abuso trae las consecuencias reales: enfermedades en versiones infinitas. Sin embargo, el esfuerzo positivo da su fruto de manera garantizada: una vida larga y sana.

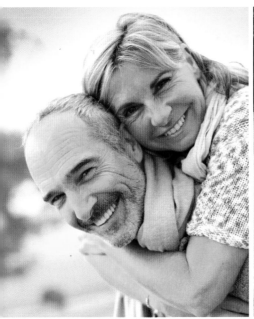
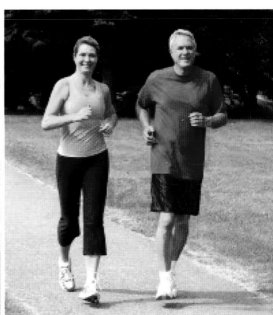

El médico pregunta a su paciente: «¡Elige! ¿Qué opción podría ser mejor para incluirla en tu apretadísima agenda: ¿una sesión de deporte diaria de una hora o estar muerto en 24 horas?» Esto es una broma, pero deberíamos tomarlo en serio, ya que es nuestra vida la que está en juego. Incluso la dieta más perfecta tampoco puede hacer maravillas sin el ejercicio adecuado, sin el aire puro, sin la respiración adecuada, sin agua pura, ni el pensamiento positivo.

Antes de que alguien se plantee la pregunta, ya os doy yo misma la respuesta: NO. La dieta alcalina no es lo mismo que la alimentación a base de alimentos crudos. Los vegetales crudos son los que alcalinizan al más alto nivel, por eso en la dieta crudivegana constituyen la fuente principal de nutrientes, es decir, las verduras, las frutas, las hojas verdes, en nuestra alimentación diaria sin límite de cantidad, pero por lo menos en proporción de 70%-80 %. El 20-30 % restante puede proceder de otro tipo de alimentos —como verduras salteadas, sopas, cereales cocinados o al vapor—, los cuales nos alcalinizan menos, pero tienen un impacto fisiológico significativo, y sería una lástima desterrarlos de nuestros platos.

Gracias a la elaboración de este libro y a las múltiples recetas cambiará revolucionariamente las ideas y las opiniones sobre la alimentación alcalina. Puede ir más allá de las inervaciones, puede pensar en otras dimensiones.

No buscamos realizar la versión alcalina de los platos tradicionales, sino aportar platos completamente nuevos, con elaboraciones propias y nuevas. Sustancias o ingredientes distintos y sabores actuales. Si seguimos en esta línea, a parte de la alcalinización obtenemos el efecto beneficioso de las enzimas. En las preparaciones crudas las enzimas alimentarias ejercen su efecto más allá de dentro de nuestro organismo, economizando nuestra capital de enzimas, contribuyendo así a una vida más larga y saludable.

¿Qué es la alcalinización, y por qué deberíamos alcalinizarnos?

Las investigaciones han demostrado que una de las razones principales o una parte del fenómeno de las enfermedades es la acidificación del organismo.

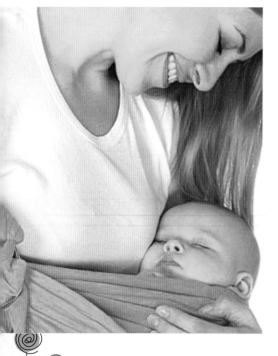

Dentro de nuestro organismo cada célula, cada órgano y tejido desempeña su propia tarea, cada sección es afiliada entre sí y se influyen mutuamente. Nuestras partes del cuerpo forman un todo perfecto, y operan de manera coordinada con el fin de proporcionar las funciones corporales. El conjunto de las innumerables reacciones bioquímicas permiten el proceso de la vida. Si estos procesos son ejecutados sin problema, entonces nuestro metabolismo trabaja de manera óptima, estamos sanos.

Con el objetivo de que nuestros órganos funcionen de manera perfecta, y este estado ideal se mantenga, es necesario tener un ambiente adecuado; es decir, un medio equilibrado. La relación del equilibrio entre ácido y base determina que el medio del organismo sea ácido, neutral o alcalino. Si nuestro organismo tiene un equilibrio ácido-básico, podrá proporcionar un medio ambiente o entorno óptimo, para el funcionamiento perfecto. Sin embargo, si tenemos demasiada acidez, entonces provoca una inadecuada interacción de los distintos procesos que al principio solo causa pérdida de bienestar, pero más adelante, casi con seguridad nos puede conducir hasta tener enfermedades graves.

> La acidificación puede ser causante de muchos problemas de salud, como trastornos digestivos, fatiga crónica, candidiasis, insomnio, depresión, osteoporosis, diabetes, presión arterial alta…

La acidificación puede ser causante de muchos problemas de salud como trastornos digestivos, fatiga crónica, candidiasis, insomnio, depresión, osteoporosis, la diabetes, alta presión arterial o hipertensión, entre otras muchas enfermedades o trastornos.

En 1931 un médico alemán, el doctor Otto Warburg, recibió el Premio Nobel por su investigación sobre las enzimas asociadas a la respiración. Su meta era observar el metabolismo de las células, pero, sobre todo, las células cancerígenas. Demostró que el cáncer se desarrolla y se extiende en el cuerpo por la falta de oxígeno. En consecuencia, el órgano metastatiza por la oxidación excesiva del organismo o de la zona afectada.

El doctor Warburg afirma: «Absolutamente todas las células normales requieren el oxígeno, únicamente las células cancerígenas son capaces de existir sin el oxígeno, es una regla sin excepción».

> El doctor Otto Warburg, un médico alemán, demostró que el cáncer se desarrolla y extiende en el cuerpo por la falta de oxígeno... El oxígeno es el enemigo más grande del ambiente ácido.

Asimismo, en apoyo a esta teoría, el doctor Alex Guerrero, como parte de la investigación, ha demostrado que casi todas las células sanas pueden transformarse en células cancerígenas si no reciben la cantidad adecuada de oxígeno. El oxígeno es el enemigo más grande del ambiente ácido...

¿Por qué se acidifican nuestros tejidos?

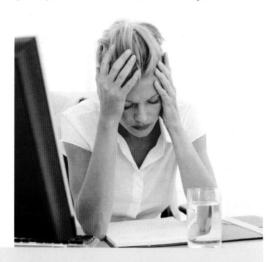

El estrés, la ansiedad y el sedentarismo como estilo de vida contribuyen a la acidificación de nuestro organismo.

Todos los elementos o factores de nuestra vida civilizada acidifican: los alimentos refinados, el alcohol, la nicotina, el consumo excesivo de dulces y de proteínas de origen animal, el estrés, la ansiedad, el sedentarismo como estilo de vida… Todos estos elementos contribuyen a la acidificación de nuestro organismo. Sin embargo, la naturaleza es sabia, y asegura —al menos temporalmente— que nuestro organismo soporta una acumulación de la acidez causada por una dieta inadecuada, y garantiza el nivel pH necesario para el óptimo funcionamiento de nuestros órganos.

En la sangre es de suma importancia tener un valor constante de pH, puesto que solo es capaz de transportar los nutrientes hasta las últimas células si su valor de pH está dentro de un rango estrecho (7,36-7,44). El valor pH de la

---

La mayoría de los procesos metabólicos generan desechos ácidos. La digestión de la carne produce ácido úrico; el trabajo muscular, ácido láctico; el café y el té negro, el ácido tánico; el tabaco, ácido nicotínico; los dulces y las grasas, ácido acético; las espinacas y el cacao, ácido oxálico; el estrés y la ansiedad forman ácido clorhídrico; las carnes curadas y los quesos a los que añaden el potasio-nitrato producen ácido nítrico… Podemos decir que en nuestro organismo se están produciendo constantemente los ácidos, y para neutralizarlos es necesario que aportemos la cantidad suficiente de minerales con nuestra alimentación.

sangre está regulado de diferentes maneras en nuestro organismo: los ácidos ya formados intentan excretarse y evacuarse a través de varios puntos (con la ayuda de varios órganos y sistemas corporales como los pulmones, riñones, la piel, el hígado e incluso los intestinos). Todas las toxinas que no son desechadas de forma natural por nuestro cuerpo son almacenadas como un producto de depósito en los tejidos conectivos, en los vasos sanguíneos, en las articulaciones, en los tejidos adiposos y esta circunstancia es lo que provoca que aparezcan kilos desagradables en las caderas, en el abdomen, muslos, etc. Si la sangre no llega a neutralizar la acidez de forma independiente, esta busca la alcalinidad en el organismo para compensar el equilibrio. Por ejemplo, el calcio que contienen los huesos será una de las víctimas de este proceso, y debilitará la estabilidad de nuestra masa ósea. La sobreacidificación conduce a la descalcificación de los huesos, lo que lleva a la osteoporosis.

¿Qué podemos hacer?

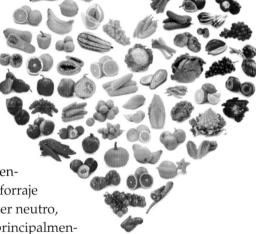

Con la práctica de una alimentación consciente, adecuada y con la ingesta de algunos suplementos dietéticos podemos alcanzar el equilibrio ácido-básico, así los síntomas y las enfermedades anteriormente mencionadas pueden ser evitadas.

En el organismo todos los alimentos digeridos se transforman en forraje o se queman. El forraje puede ser neutro, ácido o alcalino. Esto depende principalmente del contenido de minerales que tuviera originalmente la comida ingerida. Por ejemplo, el potasio, el calcio, el magnesio, el sodio, el zinc, la plata, el cobre y el hierro forman forraje alcalino. El azufre, fósforo, cloro y yodo, sin embargo, dejan detrás forrajes ácidos.

Conceptos básicos: Vamos a empezar por el principio, por nociones básicas de enseñanza secundaria, curso de química:

Aquellas sustancias que pueden recoger iones de hidrógeno (H^+) son denominadas *bases*. La solución de las bases están caracterizadas por el hidróxilo (OH^-)

La solución acuosa de las bases se llaman *álcalis*.

$NaOH \rightarrow Na^+OH^-$ Hidróxido de sodio

Aquellas sustancias capaces de liberar (donar) iono de hidrógeno (H+) a las moléculas de agua las llamamos ácidos. El componente de lo solución acuosa del ácido es el ion de oxonium (H_3O^+)

El azufre, el cloro, etc. forman ácidos $HCL+H_2O \rightarrow H_3O+Cl^-$ ácido clorhídrico

Es decir, es muy importante estar familiarizado con los alimentos y las bebidas que nos acidifican, precisamente para evitarlos, así como con los que nos alcalinizan (de estos deberíamos consumir cuantos más, mejor).

Los alimentos de origen animal como la carne, el queso o los huevos son acidificantes. Nos acidifican también los dulces, los pasteles, las galletas, el azúcar refinado y las harinas. Entre las bebidas podemos mencionar el café, la cerveza, los refrescos y, las bebidas azucaradas y las bebidas alcohólicas. Asimismo, parecen sanos, pero, nos acidifican los zumos de frutas envasados, aunque la publicidad y las campañas de *marketing* nos muestren atractivas fotografías de los envases y seductoras imágenes de frutas

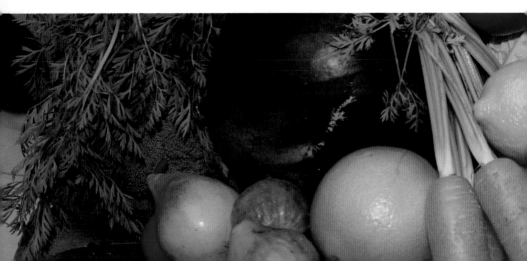

coloridas. Aunque no sea comida, es extremadamente acidificante fumar. Y por supuesto acidifica el estrés, el miedo, la ansiedad y el estado de ánimo negativo persistente y el malestar.

Las verduras tienen efectos alcalinizantes; son recursos excelentes de sales alcalinas, que ayudan a proteger contra la proliferación de los microorganismos y ayudan a neutralizar en la sangre y en los tejidos los ácidos presentes. Las verduras, especialmente las que son de color verde, son muy ricas en nutrientes: contienen la totalidad de vitaminas, minerales y otros micronutrientes existentes.

El ajuste del equilibrio de ácido-base se producirá en función de cómo escojamos nuestra dieta diaria, que cantidad de alimentos incluyen con efecto acidificante y con efecto alcalinizante. En términos generales, es imprescindible que mientras trabajamos en la restauración completa del desequilibrio, nuestra alimentación sea alcalinizante al 100 por cien, es decir, el plan tenemos que seguirlo de una manera bastante estricta. Posteriormente, en la fase de mantenimiento (lo que se llama *la dieta alcalina*), se produce un periodo un poco más «relajado», que contiene el 70-80 % de alimentos básicos y 20-30 % alimentos acidificantes.

¡El programa alcalinizante es un control de peso excelente! Si logramos llegar a establecer el equilibrio ácido-base del organismo, recuperaremos la salud y, como regalo suplementario, lo más importante para casi todos los lectores: conseguiremos el peso ideal. Las grasas almacenadas en las células adiposas se vacían, desaparecen y no volverán.

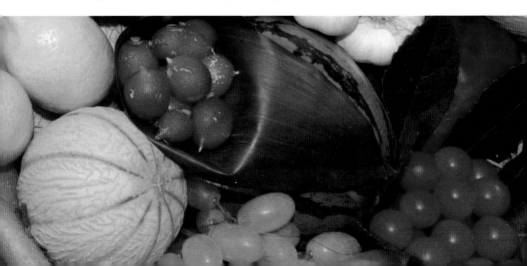

Las materias primas más importantes para una alimentación base y los procedimientos de las preparaciones

En la dieta alcalina los ingredientes más importantes son:

- *Agua*: el agua pura, la que no procede de un cultivo de hortalizas, quizá es lo más importante de cualquier alimento: sin agua no llegan los nutrientes a nuestras células y las toxinas no pueden desecharse. El proceso de alcalinización lo podemos activar y potenciar si diariamente consumimos menos 2 litros de agua como mínimo.

- *Verduras*

  - *Hojas verdes:* son las más valiosas, y, si es posible, hay que consumirlas crudas en una ensalada, en puré o crema con túrmix, en sopa, o en forma de verduras rellenas.

  - *Tubérculos u hortalizas de raíz*: también pueden ser comidas crudas (a excepción de las patatas), hervidas o al vapor.

  - *Frutas hortalizas:* es recomendable su consumo sin estar cocinadas, en forma de ensalada o como un batido (por ejemplo: pepino, tomate, pimiento, calabacín, calabaza).

  - *Legumbres:* ricas en vitaminas y unas excelentes fuentes de fibra, pueden ser consumidas hervidas, al vapor o en crudo, o solo en estado germinado (frijoles, lentejas, garbanzos, guisantes).

- *Frutas:* ricas en antioxidantes y vitaminas, y debido a estas propiedades no pueden faltar en ninguna dieta. En la primera fase de alcalinización (como detallaremos más adelante) evitaremos las frutas dulces, pero, bajo ciertas reglas que citaremos, en la dieta de mantenimiento no dudaremos en consumirlas también.

- *Cereales:* granos integrales, hervidos, al vapor o crudos en forma de germinados (trigo, mijo, avena, trigo sarraceno, etc.).

- *Semillas oleaginosas, aceites prensados en frío*: necesitamos consumir grasas, pero la cantidad y calidad es muy importante. La mejor elección para el consumo es la semilla oleaginosa, porque las grasas vegetales están presentes de forma entera en nivel nutrición, es decir, sin haber sido procesadas, transformadas. En el caso de los aceites prensados en frío centraremos nuestra atención en el contenido de los ácidos grasos omega-3, de los cuales se hablará en detalle más adelante.

- *Germinados y brotes frescos:* una excelente fuente de varias vitaminas, así como muchos minerales, están llenos de enzimas, y su consumo es de suma importancia.

- *Especias:* hacen que nuestros platos sean aún más deliciosos... y que sin duda también pueden contribuir a la recuperación de nuestra salud.

- *Suplementos alimenticios*: como llevan en su nombre, van a completar la armonía. Los suplementos dietéticos bien elegidos nos pueden ayudar en el reequilibrio del pH de manera más rápida.

La hidratación y el consumo de agua

La primera y más importante tarea en un proceso de alcalinización es el consumo de agua de buena calidad y en la cantidad adecuada. Lo primero que tenemos que a aprender es a hidratar nuestro cuerpo con agua alcalina. Sin agua no hay vida. Al igual que en la Tierra, el 60-70 % de nuestro cuerpo es agua.

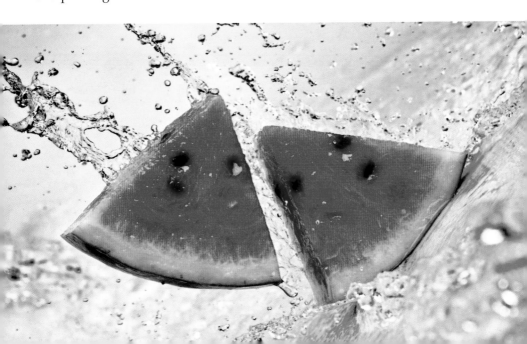

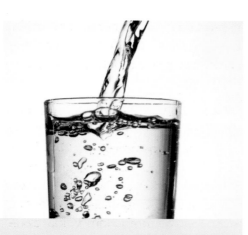

La cantidad de agua recomendada es de al menos 2 litros mínimo.

Muchas personas no saben la cantidad de síntomas que son causados por la falta de este líquido. El agua interviene en una gran cantidad de funciones del cuerpo, pues es la responsable de realizar el transporte de las sustancias solubles, indispensables para la limpieza y la depuración internas. A causa de la secreción de los riñones, la piel, los intestinos y la exhalación del aire húmedo perdemos diariamente unos 1,5 a 2 litros de líquido, por lo cual esta cantidad debe ser reemplazada con la ingesta de agua. Si esto no lo hacemos habitualmente, nuestros órganos no podrían funcionar con eficacia y aparecer síntomas desagradables. Por ejemplo, los antojos por los alimentos a menudo significan simplemente que el cuerpo está demandando agua.

Por desgracia, la sed disminuye con el avance de la edad. Mientras los niños casi siempre están sedientos, nosotros, los adultos, abandonamos el hábito de beber agua. Bebemos refrescos azucarados, café y té (en el peor de los casos alcohol), a pesar de que estas bebidas no solo no contribuyen a la hidratación del cuerpo, sino que se extrae el agua del organismo.

Entonces, ¿qué se debería hacer? Se recomienda el consumo de 2 litros de agua pura diariamente. El agua del grifo no es la mejor opción, el agua purificada o agua mineral natural sí. La cantidad adecuada de agua pura ayuda a nuestro organismo en la evacuación de los ácidos acumulados.

Verduras

Los elementos clave de nuestra dieta son las verduras. Las verduras deben formar parte de nuestras comidas todos los días, e incluso estas deben ser la base de nuestra alimentación. Las verduras ayudan a neutralizar la acidez en la sangre y en los tejidos; son ricas en valiosos nutrientes, contienen prácticamente todos los minerales, vitaminas y enzimas, lo que el organismo humano necesita.

Además, las verduras son ricas en fibras vegetales, por lo cual su consumo hace la digestión más eficiente. Los alimentos podrán llegar con más facilidad al tracto intestinal en la ubicación correspondiente. Las fibras vegetales reducen el nivel de colesterol e impiden los picos glucémicos en la sangre después de las comidas; tienen un efecto beneficioso sobre el metabolismo de las grasas y los carbohidratos e indirectamente para la mucosa de las paredes intestinales. En caso de infecciones y diarreas se fijan las toxinas producidas por las bacterias, por tanto, promueven una curación más rápida.

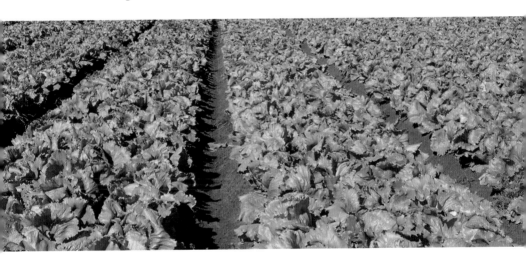

¡Las verduras más importantes son las de hojas verdes!

Muchas personas no son conscientes de que todas las verduras no son iguales, y de que hay una diferencia entre las distintas partes de la misma planta. Las hortalizas más valiosas son las verduras de hoja verde. Incluso las hojas de las hortalizas de raíz contienen más cantidad de nutrientes y son bastante más valiosas que las raíces mismas (zanahoria, remolacha, etc.).

El componente más valioso de las hojas verdes es su gran contenido de clorofila, con un efecto alto de alcalinización y desintoxicación para nuestro organismo. La hoja verde es el único organismo vivo en la Tierra, que es capaz de transformar las sustancias inorgánicas del suelo con el efecto de la luz solar, agua y dióxido de carbono y convertirlas en sustancias orgánicas. Esto es la fotosíntesis, y está producido con la ayuda de unos pigmentos con un hermoso color verde y que se llama clorofila. ¡La hoja verde es la clave para diferenciar lo inorgánico y lo orgánico! Esta incluye los valiosos minerales de tal forma que nuestro organismo es capaz de explotar.

Sabemos que las hojas verdes tienen un contenido muy alto de minerales (son especialmente ricas en calcio). Todas las hojas verdes cuentan con un

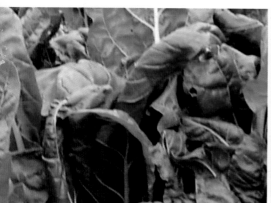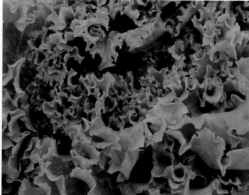

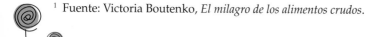
El consumo habitual de las hojas verdes regulariza la producción de ácido en el estómago, ayuda a la digestión, es alcalinizante y tiene un efecto beneficioso en la limpieza intestinal.

abundante contenido de proteínas, además en forma de aminoácidos individuales que son fácilmente utilizables. El consumo habitual de las hojas verdes regulariza la producción del ácido en el estómago, ayuda la digestión, es alcalinizante y tiene un efecto beneficioso sobre la limpieza intestinal[1].

---

[1] Fuente: Victoria Boutenko, *El milagro de los alimentos crudos*.

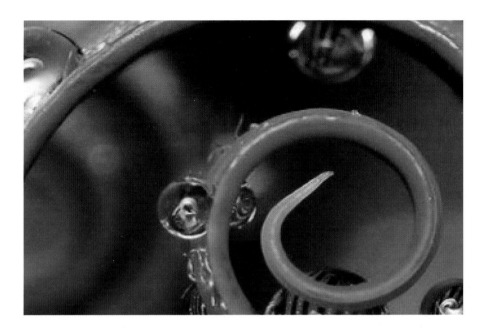

La *clorofila* es el pigmento verde de las plantas, responsable de absorber la energía solar y transmitirla a los procesos sintéticos que se producen en las células de la planta. Su nombre procede de las palabras griegas *khloros*, «verde» y *phüllon*, «hoja». En 1913 un científico químico alemán, Richard Willstätter, separó por primera vez la clorofila pura, para obtener dos sustancias muy similares, la clorofila A y la clorofila B, y la mezcla de estas es la clorofila pura. Por este descubrimiento científico químico, basado en la pigmentación de las plantas, le adjudicaron el Premio Nobel en 1915.

En 1930 Hans Fischer durante el estudio de la estructura química de la hemoglobina descubrió que es casi idéntica a la de la clorofila. La hemoglobina en la sangre está compuesta de carbono, oxígeno y de nitrógeno, los elementos que rodean el átomo central de hierro. La constitución de clorofila es similar, con la diferencia de que el átomo central no es hierro, sino que es el magnesio. La hemoglobina es la responsable de la formación de color rojo en los glóbulos rojos, tal como lo es la clorofila con relación al color verde de las plantas. El trabajo de Fischer estaba recompensado también con el Premio Nobel de Química.

Gracias a estas propiedades positivas de la clorofila se disminuye en el cuerpo la formación de las inflamaciones y se reduce el riesgo para el desarrollo de cáncer. El doctor Otto Heinrich Warburg demostró que el crecimiento de las células degenerativas en un entorno con alto contenido de oxígeno se encuentra con un obstáculo, es decir, que las células cancerígenas en un entorno oxigenado no sobreviven. Como hemos comentado, en 1931 recibió el Premio Nobel de Fisiología y Medicina por los logros de su investigación.

Las hojas verdes son las más importantes —si no las conocías antes—, por lo que ha llegado el momento de probarlas: las espinacas, la acedera, la acelga, la lechuga y otras variedades de hojas para ensaladas, como la col china, la col rizada, las hojas de rábanos, las hojas de remolacha, hojas de zanahoria, ajo silvestre, la parte verde de la cebolla fresca, perejil, pak choi, la pamplina, diente de león, la ortiga, la verdolaga y podría seguir.

Las otras hortalizas las tenemos que consumir variadamente en crudo. En una ensaladera grande caben un montón de cosas, las verduras más duras las *rallam*os de manera más fina, las menos duras las rallamos de manera más gruesa y las más blandas es suficiente con cortarlas solo en dados. Estas son las comidas más fáciles y las más rápidas para preparar.

Las hortalizas más alcalinizantes:

- topinambur
- endivia
- rábano negro
- hierba de trigo
- aguacate
- germinados
- remolacha
- espinaca, acedera, ajo
- pepino
- tomate
- apio y apio bulbo
- lentejas

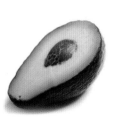
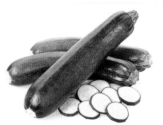
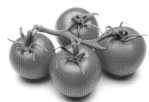

Si creemos que nuestro consumo de verduras o de hojas verdes es menor de lo que deberíamos consumir y nuestro organismo pudiera necesitar, entonces podremos consumir las hojas verdes de forma deshidratada, en polvo o en gotas. Una forma válida es añadir a nuestro batido diario 1 cucharadita de polvo de color verde.

Los suplementos dietéticos los detallaremos más adelante, al final de este capítulo.

Grasas, aceites y semillas oleaginosas

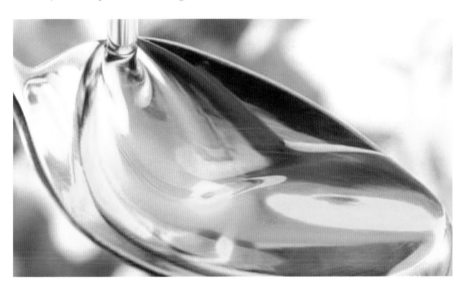

Necesitamos las grasas, pero es importante saber qué cantidad y la calidad de las mismas. Un adulto podría consumir unos 70 gramos de grasa al día. Las grasas constituyen una parte importante de nuestra alimentación, porque son las fuentes de energía principales para el organismo humano: proporcionan la implantación de los órganos internos, traspasan las vitaminas liposolubles A, D, E y K a través de las paredes intestinales hacia el torrente sanguíneo y también los ácidos grasos esenciales. La grasa forma mayoritariamente la composición de los tejidos y las paredes celulares de todas nuestras células.

Estamos hablando en general de las grasas, pero no todas son idénticas. Veamos las variedades de grasas que podemos encontrar en nuestros platos.

Las grasas saturadas y ácidos grasos saturados: los ácidos grasos saturados no llevan ningún doble enlace u otros grupos funcionales además del carboxilo. Estas grasas ponen en un importante peligro el sistema cardiovascular (especialmente porque consumimos más cantidad de lo que sería necesario). Son los responsables para el colesterol alto, el sobrepeso, o por la oclusión vascular. La mayoría proviene de origen animal, pero aquí están incluidas las de origen vegetal, la grasa de palma y la grasa del aceite de coco virgen, que tiene muchas propiedades beneficiosas como antifúngico, reduce colesterol, ayuda a controlar el peso, etc. Las encontramos de forma oculta en las preparaciones cárnicas y también en los quesos duros. Sus características son que en temperatura ambiente son sólidas. ¡Consumirlas con moderación!

Las grasas insaturadas, ácidos grasos insaturados: los ácidos grasos insaturados contienen al menos un enlace doble (- CH = CH -) en una cadena. Esto incluye los siguientes dos conceptos:

- **Ácidos grasos esenciales:** aquellas grasas poliinsaturadas que el propio organismo no puede sintetizar; por tanto, hay que ingerir con la comida tales como los ácidos grasos omega 3 y omega 6. ¡Su consumo está muy recomendado!

- **Grasas trans-:** Estas grasas también son insaturadas, pero producidas industrialmente con múltiples procedimientos. Este tipo de estructura molecular no se encuentra de forma natural y es bastante perjudicial para la salud. ¡Evitemos su consumo!

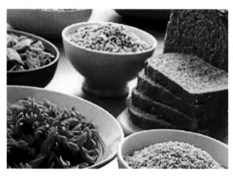

Intentemos consumir en la medida de lo posible solo grasas naturales. Las grasas industriales se someten a muchos procesos que es mejor no saber y que son perjudiciales para la salud. Filtran, endurecen, emulsionan, blanquean, desacidifican, desodorizan y les añaden todo tipo de aditivos. Las grasas, cuando son tratadas a temperaturas altas, se transforman de grasas insaturadas en grasas saturadas, que en su proceso pierden sus contenidos de vitaminas o cualquier valor nutriente. *Estos productos no tienen ninguna legitimidad para una cocina saludable.*

Los ácidos grasos omega son ácidos grasos insaturados, entre los cuales la diferencia es dónde está ubicado el primer doble enlace entre átomos de carbono en la cadena de ácido graso.

El extremo libre de las cadenas de ácidos grasos (que no se unen al glicerol) se llama el extremo omega. Si desde el extremo omega del primer doble enlace está en la tercera posición, entonces estamos hablando del omega 3. Si está en sexta posición, es el ácido graso omega 6, y si está en la novena posición entonces estamos hablando de los ácidos grasos omega 9. Los más conocidos son los ácidos grasos omega 3 poliinsaturados alfalinolénicos (ALA), ácido eicosapentaenoico (EPA) y ácido docosahexaenoico (DHA). Las ventajas más importantes del DHA y EPA son sus efectos sobre el sistema cardiovascular (en el caso de ALA no se muestra tal cosa). La buena noticia es que el organismo humano —pero con bastante ineficiencia— tiene la capacidad de producir los ácidos grasos ALA, el EPA y el DHA.

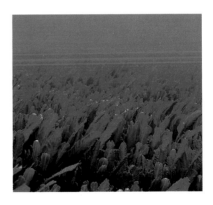

Las fuentes de EPA y DHA del reino animal son los pescados de agua fría: el salmón, el arenque, la caballa, las anchoas y las sardinas. Los pescados son unas valiosas fuentes de estos ácidos grasos, pero no son ellos mismos quienes las fabrican, sino que las obtienen mediante sus suministros alimenticios como las algas y plánctones. En las plantas solo están presentes los ácidos grasos AHA.

Las más conocidas del mundo vegetal por sus ácidos grasos esenciales son las semillas de lino y las semillas de cáñamo incluyendo sus aceites (el lino contiene seis veces más omega 3, que la mayoría de los aceites del pescado).

La clave en nuestra dieta es la ingesta de *proporción correcta* entre los ácidos grasos omega 6 y omega 3. La proporción ideal de omega 6 y de omega 3 estaría entre 1:1 y 1:4, lo que significa que los ácidos grasos omega 3 deberían contener al menos la misma cantidad que el omega 6, pero lo ideal sería hasta 4 veces más. En nuestra dieta por lo general la relación está entre 10:1 y 30:1, el balance está mucho más a favor del omega 6; es decir, que consumimos mucho más de los ácidos grasos omega 6 de lo que deberíamos.

Algunos ejemplos de los aceites más utilizados y sus proporciones de ácidos grasos omega 6 y ácidos grasos omega 3:

- girasol (no contiene ácidos grasos omega 3)
- cacahuetes (no contiene ácidos grasos omega 3)
- aceite de maíz 46:1, de soja 7:1, de oliva 3-13:1, colza 2:01
- lino 1:3.

Se ve claramente que la proporción ideal se encuentra en el aceite de linaza.

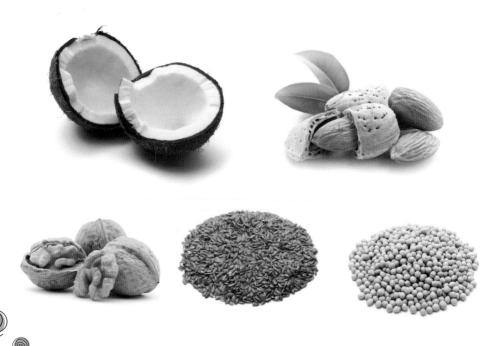

Según el doctor Robert Young, los aceites saludables pueden agruparse de la siguiente manera:

Bien	Muy bien	Mejores	
Grasas saturadas para la fabricación de energía	Ácidos grasos monoinsaturados, aceites para neutralización del ácido	Ácidos grasos poliinsaturados para la neutralización del ácido y la fabricación de membranas celulares.	
		Fuentes de Omega 3	Fuentes de Omega 6
Aceite de coco	Aceite de oliva	Semillas de lino y aceite de lino	Aceite de borraja
Aceite de palma	Aceite de almendras	Aceite de cáñamo	Aceite de onagra
	Aguacate y aceite de aguacate	Aceite de pescado	Aceite de habas de soja
	Nueces crudos y sus aceites		Aceite de sésamo
			Aceite de cártamo

Germinados

La base de una dieta saludable es la dieta a base de alimentos verdes, una cura permanente a base de germinados.

Pero esto no debe sorprendernos, porque los germinados contienen muchas enzimas, la cantidad suficiente como para hacer crecer una planta.

Los germinados ecológicos son alimentos vivos, y su consumo —incluso como cura— es importantísimo, ya que nuestra salud depende mucho de si tenemos suficientes enzimas en el organismo.

Los germinados son unas excelentes fuentes de vitaminas A, las distintas del grupo B, C, D, E, G, K y U y minerales como el calcio, magnesio, fósforo, cloro, potasio, sodio, y silicio, los cuales están presentes en los germinados de forma natural, que hace que el organismo llegue a absorberlos de manera más fácil. De una semilla pequeñísima y casi invisible brota una nueva vida con una energía grandiosa, que contiene todos los componentes necesarios que necesita el organismo para un salud optima.

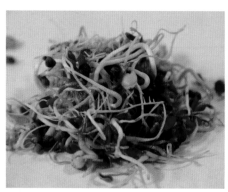 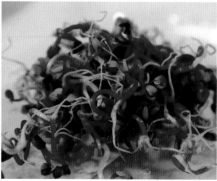

Las enzimas de los germinados desempeñan un papel importante en el organismo humano, ya que son los catalizadores del metabolismo: controlan las reacciones químicas en el organismo. Al nacer, tenemos una cantidad específica y tendremos que mantener esto hasta el final de nuestra vida. Un estilo de vida inadecuada, una dieta poco saludable y las enfermedades hacen perder una cantidad importante, así en el organismo el balance puede ser desequilibrado con el tiempo.

Algunos germinados y sus efectos sobre la salud:

Germinados de las lentejas, los guisantes y las habas

- dicen que los frijoles son «buenos para el corazón»; limpian de la sangre el LDL (colesterol malo)
- su contenido en fibra es muy alto, disminuyen la presión arterial
- maravillosos reguladores de insulina, controlan gradualmente el nivel de la insulina

- contienen los inhibidores de ligasas y proteasa, que son fuertes bloqueantes del cáncer

- las proteasas (los inhibidores de la proteasa) previenen el desarrollo de las células cancerígenas

- contienen azúcares complejos que las bacterias del colon atacan y por este razón generan gases (los que consumen con regularidad son acostumbrados a este efecto)

- el germinado de guisante reduce la probabilidad de la aparición del apendicitis

- tienen un contenido extremadamente alto de hierro y esto ayuda la formación de la sangre

Germinados de alfalfa

- contienen sales minerales que alcalinizan la sangre

- sus fibras ayudan al organismo para arrastrar los depósitos de colesterol

- debido a su alto contenido de manganeso disminuye la glucosa en sangre

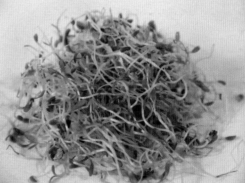

- ayuda en caso de las inflamaciones en las articulaciones, en reumatismo, en caso de úlcera

- durante el periodo de lactancia estimula la fabricación de leche

- debido a su alto contenido de hormonas vegetales (fitohormonas), tienen un efecto maravilloso como estrógeno, que pueden ayudar a prevenir el cáncer de mama

- ayuda en caso de vasoconstricción

- por su contenido en vitamina B_{12} previene la anemia

- el contenido de vitamina K disminuye las hemorragias (por ejemplo, menstruación abundante o sangrado uterino)
- es un remedio natural para los que padecen colitis
- contiene ácido succínico, que es responsable de la elasticidad de los tejidos conectivos

Germinados de rábano

- un antibiótico natural
- produce más calor que el rábano maduro, promueve la eliminación de los mocos innecesarios poniendo en marcha un proceso de limpieza
- elimina los parásitos intestinales
- limpia el tracto de las vías respiratorias, las membranas mucosas, con el que cura los resfriados de manera maravillosa, la congestión nasal, el sinusitis, la tos ferina y el asma prolongada
- podemos fabricar mascarillas caseras (mezclar el germinado batido en el túrmix con harina), alivia el dolor reumático
- podemos preparar un pediluvio; para aliviar el flujo de sangre en la cabeza
- a la flora intestinal le gustan los contenidos del rábano: es antiséptico y tiene efecto de anti pudrición
- en cantidades pequeñas despierta el apetito
- tiene efecto diurético
- limpia el uréter, la vejiga, los riñones y el hígado
- favorece la eliminación a los cálculos biliares y renales
- sus moléculas limpian y embellecen la piel por el alto contenido en fosfatos, y hacen desaparecer el acné

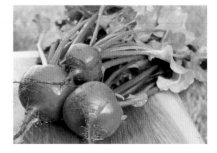

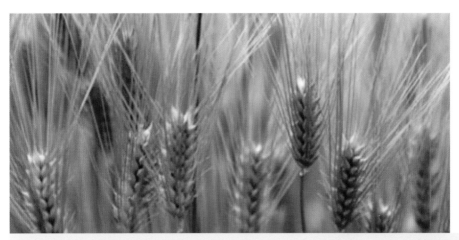

Este trigo representa aquí la fase de maduración, pues aún está verde. Para elaborar este tipo de jugos utilizar los brotes de trigo 10 días después de la germinación de la semilla. En este momento, como ilustra la foto, no contiene gluten, porque la semilla no está formada.

Jugos de brotes verdes, jugo de hierba (pasto) de trigo, jugo de cebada

El jugo de pasto de trigo es el jugo prensado de los brotes jóvenes del trigo.

Ann Wigmore escribió sobre el pasto de trigo: «No te puedo prometer que la hierba de trigo aporte inmortalidad, pero te sentirás cada vez más vivo, porque la limpieza de la sangre a través del rejuvenecimiento de las células frenan el proceso de envejecimiento».

Por ejemplo, el jugo de los brotes jóvenes de espelta recién prensados son ricos en vitaminas, oligoelementos, antioxidantes; es un preparado activo en enzimas y extremadamente rico en minerales alcalinos.

Las sustancias alcalinas del jugo de pasto de trigo (sodio, potasio, magnesio, calcio y zinc) neutralizan los ácidos nocivos, porque ayudan a liberar los ácidos almacenados en los tejidos adiposos y de ese modo ayudan a depurar el organismo. Los minerales del jugo de pasto de trigo tienen un enlace orgánico, por lo que se absorben en la cantidad adecuada y solo los de mejor calidad.

El jugo de pasto de trigo ayuda a bajar la presión arterial alta, expulsa de nuestro organismo las toxinas.

Su alto contenido en clorofila inhibe la expansión de las bacterias perjudiciales en el organismo, y también retrasa o impide su impacto negativo. Por esta razón la mayoría de los médicos recomiendan a los enfermos de cáncer el consumo del jugo de la hierba de trigo con regularidad. Asimismo, entre algunas de las propiedades cabe señalar: ayuda a recobrar el brillo original del cabello y el cuero cabelludo recupera de nuevo su vitalidad; impide la formación de las caries dentales, porque inhibe la reproducción de las bacterias que se encuentran en las encías; cicatrizante muy eficaz en heridas; retrasa el proceso de envejecimiento y rejuvenece. No tiene absolutamente ningún efecto adverso para la salud. Es una fuente considerable de proteínas y de enzimas activas.

El jugo prensado de pasto de trigo es rico en vitaminas, oligoelementos, antioxidantes y enzimas activas, ¡muy rico en minerales alcalinos!

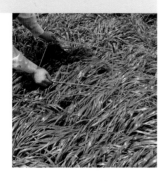

En los brotes de trigo se encuentran todas las proteínas necesarias para nuestro organismo en cantidades importantes. El contenido proteico del jugo de pasto de trigo es aproximadamente del 25 %. Es mucho más de lo que podemos encontrar en los huevos o en cualquier tipo de carne, que es un 16%. Lo bueno en cualquier alimento no es que contenga una gran cantidad de proteína, sino que esta sea biológicamente activa. Esto lo saben perfectamente los culturistas.

La clorofila es el ingrediente principal de la hierba del trigo, que desintoxica, regenera, protege contra los peligros ambientales y contra los agentes carcinógenos.

El jugo de pasto de trigo contiene todas las vitaminas y enzimas más importantes y necesarias, de esta forma es un alimento de valor completo.

¡Recuerda! Las proteínas contenidas en la hierba de trigo son mucho *más fáciles de digerir*, y son las mismas que podemos encontrar en la carne. Estas proteínas pueden ser procesadas fácilmente, y, contrariamente a las de la carne, no causan enfermedades crónicas, tales como la gota o las enfermedades cancerígenas que se desarrollan en ambientes ácidos.

El contenido de nutrientes en 25 ml de jugo de pasto de trigo por promedio:

Vitamina A	427 UI
Tiamina:	0,08 mg
Riboflavina:	0,13 mg
Vitamina B_3 (niacina):	0,11 mg
Vitamina B_5 (ácido pantoténico):	6,0 mg
La vitamina B_6 (piridoxina HCl):	0,2 mg
La vitamina B_{12} (cianocobalamina):	1mcg
Vitamina C:	3,65 mg
Vitamina E:	15,2 UI
Clorofila:	42,2 mg
La colina:	92,4 mg
Magnesio:	24 mg
Calcio:	24,2 mg
Selenio:	1 ppm
Potasio:	147 mg
Zinc:	0,33 mg
Fósforo:	75,2 mg
Sodio:	10,3
Hierro:	0,61 mg
Ácido fólico:	29 mcg
Agua:	95 g
Grasas:	0,06 g
Hidratos de carbono:	2,0 g
Calorías:	21,0

¿Cómo podemos obtener los brotes jóvenes de trigo o el jugo de pasto de trigo si en casa no podemos cultivarlo nosotros mismos?

La hierba de trigo se vende en bandejas, la ventaja de esta fórmula es que siempre podemos cortarlo en el momento y podemos prensar inmediatamente para obtener el jugo fresco. En tiendas naturistas bio podemos comprar embalado en bolsas de celofán ya precortadas, la desventaja es que después de unos días empieza a ponerse amarillo y pierde propiedades. El jugo de pasto de trigo congelado también es útil, porque después de su corte prensan su jugo inmediatamente (menos de 5 minutos después del prensado), lo congelan al momento, entonces hasta la descongelación no se pierden ni deterioran las propiedades de los valiosos componentes. La gran ventaja que debemos mencionar es que está listo para ser consumido, solo hace falta descongelar y tomar.

Especias

Las verduras frescas, las frutas, las nueces, en estado crudo o preparadas con técnicas culinarias suaves, conservan su sabor original, de tal modo que no hay necesidad de añadir un saborizante adicional. Si decidimos hacer uso de las especias, pongamos mucho cuidado en que sean naturales. Si lo utilizamos de distintas maneras, no solo harán que los platos tengan un sabor agradable, sino que nos curan también, porque hay hierbas

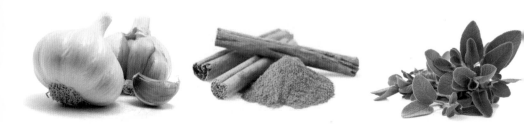

especialmente curativas. Los anticancerígenos son: salvia, orégano, tomillo, romero, hinojo, la cúrcuma, el anís, el cilantro, el comino y el estragón. La canela, el ajo, la salvia y el clavo pueden inhibir el crecimiento de las bacterias; el pimentón y azafrán fortalecen el sistema inmune. La nuez moscada y el clavo tienen un efecto antibacteriano, el chile promueve el bloqueo del desarrollo de los tumores. El cilantro es rico en fitonutrientes. Los efectos curativos del jengibre son conocidos desde hace siglos, pues proporciona una acción fuerte como antiinflamatorio y antioxidante. La cúrcuma fortalece el sistema inmunológico, mejora la digestión y ayuda a prevenir la enfermedad de Alzheimer.

Frutas

En la literatura especializada en nutrición podemos leer opiniones diversas sobre el tema del impacto que tiene el consumo de las frutas sobre nuestro organismo, si nos acidifican o alcalinizan. Examinada desde múltiples ángulos, encontramos que ambas declaraciones son ciertas: las frutas dulces acidifican y alcalinizan, depende de cuándo llegan, con qué llegan y después de qué llegan a nuestro estómago. En sí mismas las frutas están

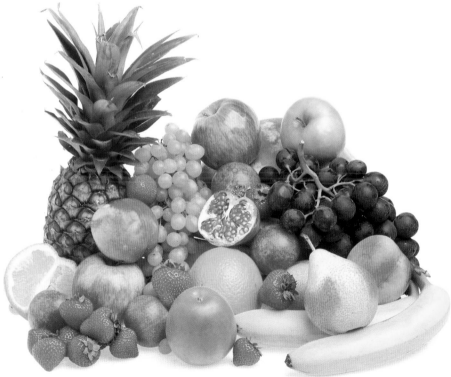

llenas de valiosos nutrientes, antioxidantes; los fluidos en la fruta corresponden exactamente a la composición del agua de nuestro cuerpo, y sería realmente una pena desterrarlo de manera irrevocable de nuestra dieta, porque en ciertas condiciones nos acidifican. Echemos un vistazo a cuáles son estas condiciones.

El sistema digestivo descompone los alimentos ingeridos en muchos de sus constituyentes: desde los hidratos de carbono complejos a los carbohidratos simples, en glucosa, en fructosa; las grasas, en ácidos grasos y las proteínas en aminoácidos. Este proceso requiere una inversión de energía que será mayor o menor dependiendo el tipo de alimentos. Si comemos fruta, su contenido en fructosa (es el azúcar de la fruta) se absorbe inmediatamente, se integra, apenas hay digestión. La energía gastada e invertida por el organismo para la digestión de la fruta es mínima.

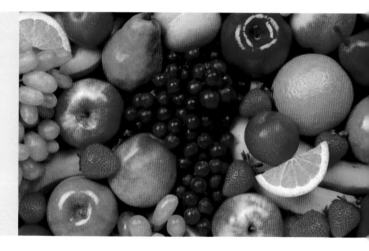

Los fluidos en la fruta corresponden exactamente a la composición del agua de nuestro cuerpo, y sería realmente una pena desterrarlo de manera irrevocable de nuestra dieta, porque en ciertas condiciones nos acidifican.

La fruta atraviesa rápidamente el estómago, y en los intestinos produce la absorción de nutrientes valiosos. Si este proceso llega al final sin obstáculos, somos capaces de incorporar los valiosos nutrientes en nuestro organismo. Si la fruta consumida no puede llegar sin obstáculo hasta el intestino delgado donde debería ser absorbida y se ve obligado a permanecer en el estómago junto con otros alimentos, su contenido en azúcar empieza a fermentarse, a descomponerse y se producen unos procesos que son altamente acidificantes. Durante la fermentación se forma el alcohol en primer lugar, a continuación el ácido acético. (Pongamos un símil: en el barril roble tradicional de la uva dulce donde se forma el mosto, pasado un tiempo se produce el vino. El vino olvidado en la mesa se transforma en vinagre. De hecho, es el mismo proceso el que ocurre en nuestro cuerpo.) Es decir, que antes de que los valiosos y los dulces nutrientes de la frutas sean absorbidos, se convierten en vinagre concentrado que es una forma altamente acidificante. El mismo efecto tiene lugar si las frutas no se comen solas, sino que se mezclan con grasas, hidratos de carbono o con verduras. Es mala señal si después de una comida notamos molestias en el estómago, flatulencia o hinchazón abdominal.

Las reglas más importantes por el consumo de frutas: las frutas consumidas con el estómago vacío, sin mezclarlas, son sanas, nutritivas e hidratan nuestro cuerpo y nos suministran las vitaminas más importantes, es decir, los fitonutrientes, los antioxidantes y las fibras vegetales útiles. Sin embargo, las frutas consumidas después de otro tipo de comida o junto con otros alimentos empiezan a fermentarse y descomponerse en el tracto gastrointestinal, que produce ácidos fuertes, los cuales acidifican nuestro organismo. Cuando hablamos de consumo de frutas, nos referimos siempre a las frutas frescas y crudas; es decir, las compotas, las mermeladas, los jugos de frutas pasterizadas, las tartas de fruta, en ninguna forma son sanos, aquellos son ¡¡¡Siempre acidificantes!!!

Las hojas verdes son excepciones. En realidad, es muy cierto que las carnes y los vegetales de almidón no son alimentos apropiados para consumir junto con las frutas. Tal combinación produce gasificación y acidificación en los intestinos. Sin embargo, las hojas verdes no pertenecen a esas verduras, ya que no contienen almidón. Las hojas verdes son el único grupo de alimentos que ayudan a la digestión, porque estimulan la secreción de las enzimas digestivas, por lo que pueden combinarse con cualquier tipo de comida.

> Las hojas verdes favorecen la digestión de los otros alimentos, porque estimulan la secreción de enzimas digestivas, por lo que pueden combinarse con cualquier tipo de comida.

¿Qué pasa con el contenido de azúcar de frutas?

La fruta es el único regalo de la naturaleza; está creada para ser un alimento, es decir, para que la comamos. Lo que no debemos olvidar es que las frutas de la actualidad no son únicamente maravillas de la naturaleza, sino que fueron escogidas y sembradas por el hombre, seleccionando aquellas variedades que tienen un mayor contenido en azúcar. El equilibrio de azúcar en las frutas salvajes es mayor que en la versión con fitomejoramiento, entonces pensamos en la rosa mosqueta, los arándanos, las fresas silvestres o el cerezo ácido.

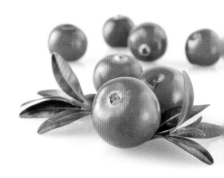

Cuando estamos en la fase estricta «alcalinizante», o si nuestro médico nos ha recomendado reducir nuestro consumo de azúcar a cero, entonces deberemos evitar el consumo de las frutas al menos hasta que el pH de nuestro cuerpo esté reequilibrado. Para mantener el estado equilibrado ya es mucho más fácil cumpliendo con las reglas asignadas por las mezclas de los alimentos, ya que podemos tomar nuestras frutas favoritas y en la cantidad que nos apetezca.

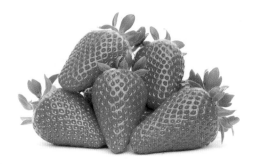

Suplementos alimenticios

No he sido partidaria de los suplementos alimenticios durante mucho tiempo. Su nombre habla por sí mismo: nuestra dieta se complementa con algo que no es un alimento... Con suplementos. Algo que en sí mismo no tiene sentido. En primer lugar, la dieta debe ser tal, que sea la más perfecta para el organismo, y, si es así, entonces no hay necesidad de complementarla con ningún sustituto. Mientras tanto, he descubierto que es mucho más complejo. Por un lado, en nuestro mundo acelerado no es cierto que podamos alcanzar diariamente la dieta perfecta según nuestros criterios. Por otro lado, a pesar de todos los esfuerzos, quizá nuestra dieta diaria —aunque nosotros creamos que es lo perfecto— no nos aporta la suficiente energía, minerales u oligoelementos para nuestro organismo. Por tanto, los suplementos bien elegidos nos ayudarán a esto: añaden un plus de energía, de información y sustancia. Objetivo que no podríamos lograr simplemente con la alimentación, con lo cual mejora nuestro bienestar y nuestras células estarán en un ambiente oxigenado donde funcionan a la perfección.

Podemos encontrar una variedad infinita de suplementos en las tiendas de dietética, ¿cuál elegimos? Desde mi punto de vista, los requisitos son pocos, pero imprescindibles. Los suplementos deben:

- Contener solamente sustancias naturales.

- Estar preparados con un procedimiento muy delicado, es decir, sin tratamientos térmicos, para que las valiosas sustancias permanezcan intactas.

- Tener un efecto sobre nuestro organismo alcalinizante aunque no sea al 100 por cien (pero al menos que no sea acidificante).

- Presentarse en la forma natural (es decir, ni pastilla, ni cápsula,) para que lo podamos consumir como un alimento y no como un medicamento (como experiencia personal intuitivamente rechazo las formas de cápsulas, y prefiero mucho más la versión natural en su estado).

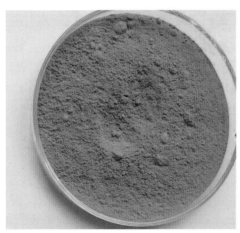

Hay una variedad infinita de suplementos alimenticios y de estos podemos elegir los que cumplen los requisitos citados anteriormente. Por ejemplo, los polvos verdes, las gotas alcalinizantes, infusiones de hierbas, y aceites naturales los cuales nos ayudan en la restauración más rápida del equilibrio del pH.

En resumen, los alimentos y las materias primas las podemos dividir básicamente en cuatro grupos:

1. *Alimentos alcalinizantes*, de estos podemos comer la cantidad que queramos. Este grupo incluye las verduras, algunas semillas, hojas verdes, algunas frutas con bajo contenido en azúcar.

2. *Alimentos neutros*, que pueden ser consumidos sin restricciones (por ejemplo, algunos frutos secos, y ciertos cereales).

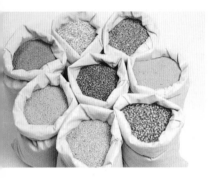

3. *Alimentos acidificantes* pero con alto contenido de minerales y vitaminas, o ricos en enzimas y antioxidantes. Como son demasiado valiosos como para omitirlos de nuestra alimentación en la fase de mantenimiento, podemos consumir una proporción del 20-30%. Aquí podemos incluir algunos cereales, frutos secos y frutas con alto contenido de azúcar.

4. *Alimentos altamente acidificantes* nutricionalmente con valor energético bajo: así son los alimentos procesados, refinados el azúcar blanco, las harinas blancas y sus derivados; alimentos como semicocinados y comidas preparadas que contienen conservantes y otros ingredientes artificiales; las proteínas animales, los cárnicos, la leche y los productos lácteos, las setas, el vinagre y otros alimentos producidos con fermentación, café y té negro. Estos alimentos debemos evitarlos por completo, o solo consumirlos en ocasiones muy excepcionales.

Una dieta bien diseñada puede ayudar a restaurar el equilibrio del pH del organismo, y además también será capaz de mantenerlo durante un largo periodo. Del primero y segundo grupo podemos consumir sin restricciones, y nuestra dieta diaria debe contener al menos 70 % (o más) de estos alimentos. El 20-30 % restante puede ser del tercer grupo, y los alimentos del cuarto grupo intentaremos eliminarlos de nuestra alimentación. Como mínimo el 50 % de los alimentos que consumimos diariamente ha de ser crudo, y el resto lo podemos cocinar al vapor, a fuego lento o en la parrilla pero durante muy poco tiempo.

Tabla. Alimentos con efectos acidificantes o alcalinizantes

Alimentos alcalinos, con la cantidad que deseamos en cualquier momento	Alimentos neutrales sin restricción	Acidificantes, pero podemos consumir en 20-30%	Acidificantes Evitar el consumo
Espárragos, ensalada, cebolla, coliflor, colinabo, calabacín, apio, tomate, endivia, aguacate, rábano, germinados de rábano, pepino, rábano picante, espinaca, lima, limón, cerezo acido, plátano verde, zanahoria, remolacha, almendras, pasto de trigo, brócoli, frijoles	Nuez de Brasil, semillas de sésamo, trigo sarraceno, mijo, espelta, coco fresco, aceite de oliva, lentejas, pomelo, semillas de lino, aceite de lino	Maíz, tofu, sandia, melón, fresas, frambuesas, cerezo dulce, plátano maduro, manzana, naranja, grosella, arándanos, ciruelas, nuez, semillas de calabaza y girasol, nuez de macadamia, anacardos, miel	Carne de cerdo, ternera, vaca, pescados de mar, pollo, huevos, quesos duros, crema de queso, levaduras, azúcar blanco, harina blanca, arroz blanco, champiñones y setas, café, té negro

Tomada del Dr. Young.

Preparación de los alimentos

No solo debemos seleccionar los ingredientes cuidadosamente, sino que es importante también la forma de prepararlos. La simplicidad es el primer aspecto y lo más importante. Los platos más sencillos son los más exquisitos.

La palabra clave: ¡volvemos a la dieta natural! Volvemos a los procedimientos y las preparaciones más naturales posibles de los alimentos. En la Antigüedad, el periodo en el que desarrollamos el sistema digestivo de los humanos, solo consumíamos alimentos encontrados en la naturaleza. La alimentación era lo más posible, las comidas de nuestros antepasados no sufría ningún tipo de conversión. El proceso de los alimentos en nuestra sociedad industrializada nos sitúa bajo presión a nosotros, los consumidores: la proliferación de los productos de industria alimentaria no fue difícil, ya que son baratos y sabrosos, además fácilmente adquiribles. Nuestro ritmo de vida rápido, urbano, se basa casi exclusivamente en las ofertas que nos ofrecen en las tiendas y en los anuncios, y quien no piensa en ello cree que este es el consumo normal. Sin embargo, los estudios han demostrado que los alimentos con alto contenido de azúcar o de grasas, enriquecidos con aditivos artificiales, son responsables de las formaciones y propagaciones de las enfermedades de la «civilización».

Las enzimas en los alimentos crudos

De hecho, ¿qué son las enzimas?

Las enzimas son aquellos biocatalizadores esenciales para todas las reacciones químicas que tienen lugar en nuestro cuerpo. Sin ellas, ningún tipo de actividad de los órganos puede tener lugar; sin embargo, todo tipo de nutrientes están presentes: proteínas, hidratos de carbono, grasa, fibra dietética, vitaminas, minerales, etc. Las enzimas son necesarias también para que el cuerpo sea vital y sano.

> Sin las enzimas no puede producirse ningún tipo de actividad de los órganos; sin embargo, están disponibles todos los nutrientes…

En otros libros también podemos leer por qué deberíamos preferir el consumo de los alimentos en estado crudo. Pero aplicar el conocimiento teórico en la vida cotidiana, sin embargo, puede causar un problema serio. Hace tiempo también leí y aprendí estas líneas (hace muchos años atrás, cuando leí el libro de *Fit for Life* de la dieta de Harvery y Maryline Diamond en el que también recomienda el consumo de los alimentos crudos), pero mis hábitos alimentarios tampoco cambiaron. ¿Qué es lo que comemos en crudo? Las ensaladas. ¿Y qué viene a la mente de las ensaladas? Un plato de ensalada con hojas verdes apiladasilas, tal vez un poco de zanahoria rallada o un poco de tomate, y en la parte superior de la ensalada un poco de aliño. Pero siempre junto con un plato principal. Ni siquiera queremos imaginar que este plato debe ser la base principal de nuestras comidas, y nos preocupa bastante si alguien espera de nosotros (incluso nosotros mismos) que nos quedemos satisfechos.

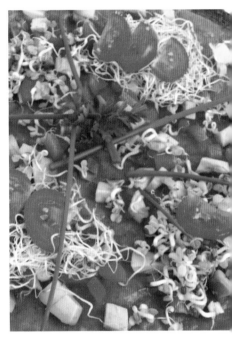

Tengo buenas noticias: la situación no es tan desesperada como parece, «hay vida más allá de las ensaladas»; es decir, podemos preparar alimentos de tal forma que no sean cocinados, pero tampoco sean ensaladas. De hecho, los platos principales pueden ser particularmente apetecibles y satisfactorios; por ejemplo, como una pizza cruda saludable o una tarta de brócoli. La preparación de estos platos puede aprenderse, y con la satisfacción de todos, pueden agregarse a la nueva lista de alimentos alcalinos.

La mayoría de nuestros alimentos los comemos crudos o cocidos al vapor. Cuando cocinamos al vapor, vigilemos que el tiempo sea lo más corto posible con el fin de proteger sus valiosos nutrientes que contienen. Hornear, asar o a la parrilla tampoco es bueno para los vegetales, y en ocasiones podemos utilizar este procedimiento. Los granos (estoy hablando únicamente de los cereales completos —arroz integral, amaranto, quinoa— sin procesar y sin refinar) deberíamos germinarlos, consumirlos de esta forma, o cocerlos. Ambas soluciones son buenas, pero los brotes de cereales contienen más enzimas y valiosos nutrientes, por lo cual deberíamos favorecer más esta opción.

Lo que no recomiendo de ninguna manera es freírlos en aceite abundante. Durante este proceso las grasas —debido al oxígeno del aire y por las altas temperaturas— forman productos de descomposición de los cuales algunos son carcinogénicos, es decir, que son dañinos para la salud. Además, los alimentos absorben el aceite de fritura, así que consumimos bastante cantidad de esta grasa. La comida preparada de esta manera pierde sus propiedades y componentes más valiosos debido a las altas temperaturas.

La pregunta es: ¿nuestra cocina actual está lo suficientemente equipada como para desarrollar ese estilo de vida? Por supuesto que sí. Las herramientas más básicas están presentes en la mayoría de las cocinas: tabla para cortar, cuchillos, ralladores o mandolinas, entre otros útiles sencillos. Si no tenemos un procesador de alimentos o un túrmix, podemos conseguir uno por un precio asequible. Si ya lo tenemos, nos va a servir perfectamente, sin importar si no es el último modelo y tampoco si es de gran potencia. Empecemos con las comidas sencillas, con los métodos simples. Los utensilios que nos falten los podemos adquirir gradualmente.

Las dos herramientas más importantes y más utilizadas durante las preparaciones son: un buen cuchillo y una tabla de picar. Con esto podemos cortar las verduras más duras, las hojas verdes y las frutas en trozos más grandes o más pequeños. Es muy importante la variedad de cortes, como juliana, brunoise o paisana.

Cuanto más dura es una verdura, más conveniente es cortarla en trozos pequeños. Y aquí es cuando hemos de utilizar la mandolina o el rallador. En casa seguro que hay un rallador de agujero grande y uno de pequeño, pero en los comercios hay una variedad amplia, así las formas de las verduras pueden variarse más (por ejemplo, en una ensalada las hojas verdes, los tomates y el pepino los cortamos con cuchillo, las zanahorias las rallaremos con la

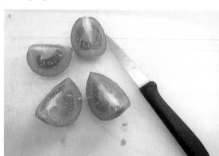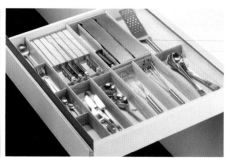

mandolina en forma de cerillas y el rábano picante con rallador de agujeros finos).

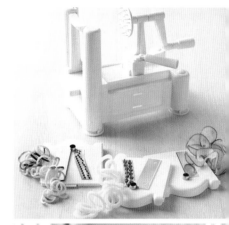

Las verduras más blandas se pueden preparar con un **pelador de verduras** o **espiralizantes**, como fideos muy finos y largos o tallarines; por tanto, se puede diversificar la manera de preparación. Incluso podemos obtener una estructura de granulado más fino, con el **procesador de alimentos**, que se compone de un gran cáliz de plástico y una cuchilla en forma de S. Este nos ofrece la posibilidad de obtener una masa homogénea e incluso sin añadir líquido podemos obtener una masa más o menos granulada o pastosa.

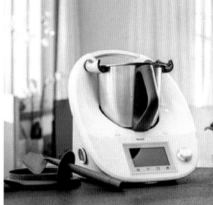

Asimismo, podemos convertir fácilmente las verduras en un plato de sopa si lo batimos con un poco de agua en **la túrmix**, y obtendremos un alimento jugoso y natural, y con una elaboración muy sencilla. No debemos subestimar la importancia de los batidos. Por supuesto, un batido vegetal puede ser perfectamente un delicioso plato principal. Si lo echamos en un plato hondo, lo podemos comer con cuchara y lo podemos llamar sopa o de crema de verduras crudas.

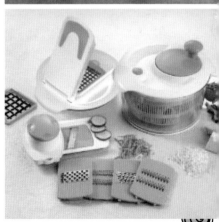

La Thermomix es un aparato versátil, con lo cual se puede sustituir el procesador de alimentos, utilizando la velocidad 4-5 y servirá como una túrmix y en velocidad progresiva 5-10 para moler, rallar y pulverizar. En velocidades bajas 3-4 sirve para mezclar las salsas y, gracias a su balanza incorporada, nos pesa los alimentos necesarios.

La deshidratación: La dieta alcalina pone en vanguardia los alimentos naturales con alto contenido de agua, pero a veces necesitamos sustentos adicionales «más compactos», como guarnición junto con la ensalada. Estos pueden ser vegetales, al vapor o a la plancha, o granos de cereales hervi-

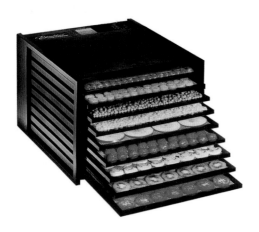

dos, pero podemos probar los panes, los crackers o las albóndigas elaboradas con un procedimiento de cocción suave. Estos alimentos crudos no los calentamos por encima de los 45 °C, así perderán únicamente su contenido de agua, pero no los valiosos nutrientes. Para la deshidratación podemos contar con unas deshidratadoras no muy caras, pero podemos encontrar una solución mucho

más sencilla y natural: en verano, al sol; en invierno, sobre el radiador; en la chimenea o en un horno eléctrico abierto a 2 dedos y a temperatura baja. Si queremos tener una máquina profesional, personalmente recomiendo la marca Excalibur, una de 9 y otro de 5 bandejas. Con esta podemos preparar con una antelación de varios días las bases para pizzas o *crackers*, y así tendremos los platos listos en pocos minutos.

En el próximo capítulo presentaré algunas de aquellas recetas, las que siempre vale la pena preparar y tener, porque pueden ser muy buenos complementos a unas ensaladas suculentas, y además son muy saludables.

La medición del nivel ácido-base en nuestro organismo

¿En qué estado nos encontramos de alcalinización? ¿Es necesaria la alcalinización para nosotros? (Si tenemos o seguimos una dieta tradicional, es casi seguro que SÍ.)

¿En qué estado estamos acidificados?

Estas son las preguntas por las cuales todo el mundo tiene curiosidad. Podemos obtener resultados bastante aproximados con mediciones efectuadas en casa, que podemos realizar en cualquier momento, y así también podremos controlar nuestra evolución y la mejora de nuestro organismo.

El valor pH de la sangre —por el sistema regulatorio de nuestro organismo— varía constantemente entre 7,36 y 7,44. Por tanto, es recomendable medir el estado ácido-base en la orina.

En farmacias o tiendas naturistas podemos conseguir unas tiras de papel que sirven para indicar el valor pH de la orina. Los valores de estas tiras medidoras pueden variar entre 5,5-8 u otro sistema, que oscila entre 1-10. Ambos pueden determinar claramente el resultado a través de la variación del color, por el resultado pH. Durante la medición pongamos el papel indicador unos segundos en el chorro de la orina. Comparemos el cambio del color de la tira con el abanico de colores suministrado y leamos el resultado del pH.

La toma de algunos medicamentos puede afectar el valor pH de la orina. Hay medicamentos que son particularmente acidificantes, lo que es interesante de saber, ya que distorsionan el efecto de los resultados de medición.

Con solo una medición del pH diaria no podemos determinar el estado metabólico en general. Por tanto, conviene llevar a cabo varias mediciones y registrar los resultados. Según las experiencias en la práctica, se ha demostrado que se requieren siete mediciones en los siguientes horarios:

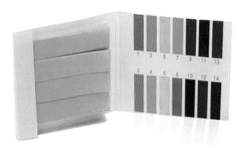

Las horas de las mediciones

1. Antes del desayuno: entre las 6:00 a 7:00 h
2. Después del desayuno: alrededor de las 10:00 h
3. Antes del almuerzo: sobre las 12:00 h
4. Después del almuerzo: entre las 15:00 y 16:00 h
5. Antes de la cena: entre las 18:00 y 19:00 h
6. Después de la cena: desde las 20:00 a las 21:00 h
7. La noche: antes de irse a la cama

Las horas de las mediciones son indicativas. Dependiendo de las actividades y tareas diarias de la persona. Para tener un resultado exacto, vivamos y alimentémonos de la manera en que estemos acostumbrados.

Al contrario de la sangre, que tiene un valor de pH permanente, el valor pH de la orina está en un constante cambio. Por tanto, pueden existir valores entre 5,0-8,0 sin que lo debamos inferir directamente a una acidificación crónica. Debido a que nuestro biorritmo está sujeto a los cambios del día y la noche, esta fluctuación es bastante normal. Durante el día el valor pH de la orina depende de los alimentos consumidos. Una comida rica en alimentos alcalinos —verduras, frutas— eleva el valor pH de la orina a 7,4 o incluso a valores superiores. Frente a esto, los rangos son inferiores por la mañana temprano, oscilando entre 5,0 a 6,5. Es el momento en el que se producen las secreciones de los ácidos, debido a esto, el valor puede ser bajo. Podemos decir, en general, que los resultados normalmente deberían moverse entre 5,5 a 7,5 —el valor neutro es el pH 7.

Sumemos los resultados medidos durante el día y dividamos por el número de mediciones. El resultado final es un promedio, es la acidosis-cociente. Si está por debajo del valor de 6,8 permanentemente, debemos hacer algo, es decir, transformar nuestra dieta diaria.

Sugiero que vayamos anotando en un calendario el valor de cociente resultante, así sabremos dónde hemos empezado y veremos hasta dónde llegamos*.

---

* Véase para esto el libro de la doctora Eva Maria Kraske, *Equilibrio ácido-base*, Hispano Europea, Barcelona, 2009.

Alcalinización, el programa en la práctica

Los hábitos, en general, es muy difícil cambiarlos, pero algunos específicamente, como los hábitos alimenticios, son los más difíciles. Podemos leer un montón de libros, podemos escuchar conferencias sobre la alcalinización o de la dieta saludable; sin embargo, conociendo la teoría es difícil de integrar en la práctica diaria. Los primeros pasos son los más difíciles: ¿te resulta familiar? Cuando estamos navegando en el mundo de las recetas alcalinas y no encontramos ninguna que podamos preparar en el momento, porque nos falta justo una materia prima; o durante las compras —por supuesto en este momento no tenemos disponible un libro de recetas— no te acuerdas de aquello... ¿cómo es el nombre exactamente de lo que tenías que coger de la estantería de la tienda? En el súper donde vamos habitualmente es probable que ni siquiera encontremos todos los ingredientes necesarios, por lo que tendremos que buscar otras tiendas de suministro, y hacer que esos se encuentren en nuestra rutina diaria. Tenemos que modificar las estanterías en la cocina, ya que la mayoría de las materias primas serán sustituidas

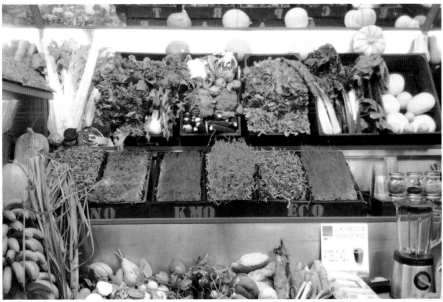

por otras nuevas. Se necesita tiempo hasta que unos hábitos se conviertan en naturales como llevar encima nuestro frasco relleno de agua alcalina o nuestro batido verde, o durante el regreso a casa no olvidemos girar en la dirección de mercado para comprar las hojas verdes necesarias para nuestro batido verde del día siguiente.

No seamos impacientes, todo necesita su tiempo, cambiar los hábitos y que los nuevos se conviertan en algo rutinario y familiar. Debe concentrarse cada día, leer, buscar recetas nuevas y por supuesto probar de preparar nuevos platos.

Si decides cambiar tu vida radicalmente, no puedes perder más tiempo, ¡hay que empezar ya! ¿Cómo? Me gustaría ofrecerte una ayuda en esta práctica. No existe un calendario exacto, ya que cada persona es diferente y no es posible ofrecer un programa universal y que sirva para todos igual. Por tanto, recomiendo un programa generalizado, que, a su vez, puede ser individualizada por cada persona. El método es del doctor Young, y basando a sus instrucciones tratado de hacer que sea viable y fácilmente realizable este programa de alimentario con recetas apetecibles y deliciosos.

1. El cambio

La transición no es nada más que un aprendizaje. Un proceso más corto o más largo en el que hay tiempo para aprender métodos de preparaciones alimenticios nuevos y hay tiempo para acostumbrarse a sabores nuevos. Durante este período habrá que reemplazar poco a poco los alimentos acidificantes sistemáticamente por alimentos alcalinos. Durante este tiempo deberás

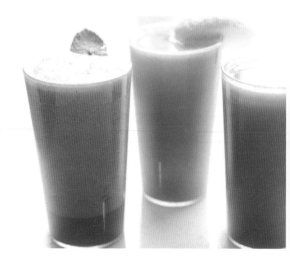

encontrar unos lugares de compra, donde podrás obtener los nuevos ingredientes de la cocina. En esta etapa habrá que reducir al mínimo la cantidad de los alimentos acidificantes, tales como el consumo de la carne y los productos lácteos, dejar el tabaco, el azúcar, los refrescos, etc. Asimismo, durante esta época deberás conseguir los nuevos aparatos, que te servirán para preparar los batidos vegetales de frutas y verduras, tal vez un aparato para el pan deshidratado, o preparar unas «albóndigas de frutos secos y de verduras». El ritmo de la transición la elegirá cada uno, puede tardar desde una semana o dos hasta años, por esto no es posible determinar una regla exacta. Y deberías mantenerte así hasta el momento que respondas afirmativamente a la pregunta: «¿Estoy listo para los siguientes pasos?» Si tienes la suficiente determinación y perseverancia, entonces estarás en el momento adecuado.

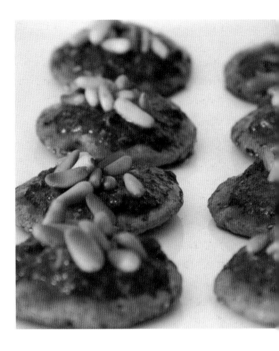

2. Desintoxicación. La limpieza del organismo

En realidad, ese es el primer paso real hacia la alimentación alcalina. Antes de comprar nuevos muebles o plantas el primer paso es limpiar la casa. Este paso será el ayuno, la desintoxicación, durante el cual el organismo se libera de sus toxinas depositadas dentro. Durante el ayuno se liberan las toxinas que son depositadas en la sangre, en los tejidos, en las células y se limpia el colon. ¿Por qué es necesario? La alimentación alcalina es rica en vitaminas y nutrientes; sin embargo,

> Durante el ayuno se liberan las toxinas que son depositadas en la sangre, en los tejidos, en las células y se limpia el colon.

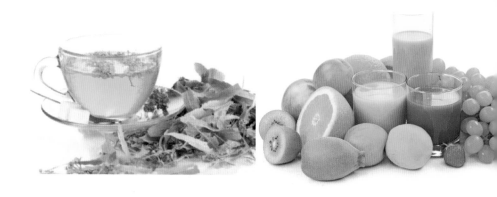

para que los nutrientes puedan ser absorbidos de manera eficiente, es conveniente deshacernos de estos depósitos. Merece la pena hacer un ayuno de líquidos durante 3-5-7 días, mientras tomamos unas deliciosas infusiones, agua de manantial y jugos de hortalizas filtrados (licuados). Dado que es un periodo de ayuno, es preferible consultar a un médico.

3. Dieta alcalina estricta durante 7 semanas

El objetivo de esta etapa es el consumo estricto de los alimentos alcalinizantes, en combinación con suplementos alimenticios. Más fáciles serán estas 7 semanas, si hemos tomado en serio el aprendizaje en la fase de transición y estamos familiarizados con los procedimientos de las preparaciones. Si las nuevas tareas y las cosas por hacer se han convertido ya en hábitos, entonces esto será un trabajo fácil.

4. El estado de mantenimiento

Durante la fase estricta hemos consumido al 100 % alimentos alcalinos, esperando que los tejidos adiposos se hayan vaciado y que hayamos recobrado el equilibrio pH de nuestro organismo. Ahora el objetivo es mantener este equilibrio. La buena noticia es que podemos lograrlo con el consumo de alimentos en 80 % alcalinos y en 20 % ligeramente ácidos. Después de la dieta estricta de siete semanas ahora es posible reincorporar en nuestra alimentación aquellos alimentos que tienen un leve efecto acidificante. Aquí tenemos que tener mucho cuidado de que el 20 % sea en realidad un 20%, sin dejar que los viejos hábitos lentamente volvían a tomar encima[1].

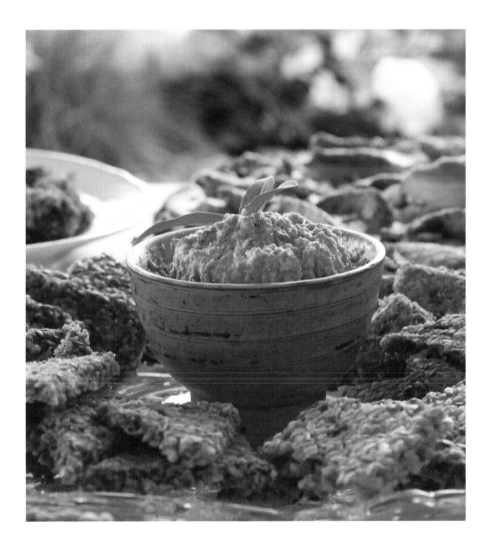

---

[1] Fuente: Dr. Robert O. Young y Shelley Redford Young, *La milagrosa dieta del pH.*

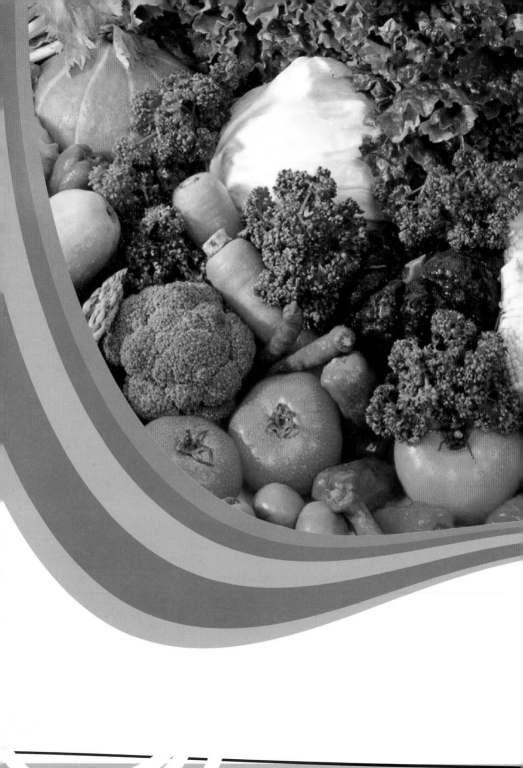

Programa alcalinizante 1.ª fase:
El cambio

Esta es la parte más emocionante y más dinámica del programa durante la cual tendremos las siguientes tareas:

- Leer y aprender mucho, buscar recetas alcalinizantes. Debemos aprender cuáles son las materias primas y los alimentos alcalinizantes y acidificantes.

- Decir adiós a ciertos alimentos, los cuales formaban parte de nuestras costumbres alimenticias.

- Debemos dar cabida a alimentos nuevos, gradualmente, métodos de preparaciones nuevas, acostumbrarse a ellos e introducirlos en nuestra dieta.

- Adquirir nuevos hábitos de compra para los alimentos nuevos.

- Aprender los nuevos métodos de preparaciones (elaboración de las leches de semillas, la germinación, la deshidratación para hacer cráckers).

- Acostumbrarnos a hidratarnos de forma adecuada: ingerir 2-3 litros de líquidos diariamente.

No es tarea fácil, pero tienes que tener confianza y esperanza. Según mi opinión, el primer punto es el más interesante: la colección de los conocimientos, la lectura de los libros, los ensayos de las recetas. En este libro trato de ofrecer las informaciones útiles y enseñar platos nuevos cuya preparación es fácil de entender. He recogido aquellos platos que han pasado la prueba de fuego y son deliciosos. Las recetas presentadas en este capítulo son aptas para la etapa de conversión, alcalinizan, así pueden ser incorporadas en los menús diarios. En las recetas podemos observar pequeñas modificaciones, por las cuales podemos variar y hacer que un mismo plato o receta puede cambiar. Hay que probar las distintas versiones y tratar de anotar la que más nos gusta.

¿Dónde empezar?

Hemos de diseñar con antelación nuestro menú semanal; en principio, cambiemos una sola comida al día por la dieta alcalina. Hagamos una lista de compra y durante el día la llevaremos encima; así sabremos exactamente qué necesitemos comprar para cada día. La sincronización es muy importante. Si tenemos una receta con germinados, tenemos que pensar en remojar las semillas en el momento adecuado para que lleguen a germinar. Desde el principio tenemos que prestar atención a la hidratación, los primeros días consumiremos 1-2 litros de agua, a continuación trataremos de llegar hasta los 2-3 litros de agua diaria.

Durante 2-3 días antes de empezar el periodo de conversión, hagamos las mediciones del pH del organismo según se describe en las páginas **54-56.** ¡Anotemos el nivel cociente ácido-básico! Entre cada etapa de transición podemos repetir la medición, así podemos cuantificar los resultados obtenidos.

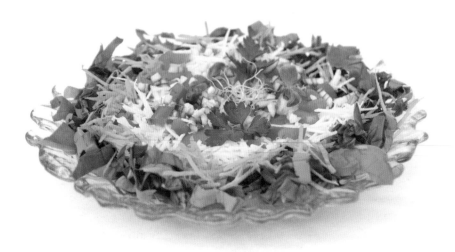

Como primer paso elijamos entre los platos presentados aquí e incorporemos gradualmente en nuestra dieta actual estos platos de degustación. A continuación tratemos de cambiar una comida por alimentos alcalinizantes. Al principio, seleccionaremos los más sencillos, de forma que se puedan preparar de manera fácil y rápida, luego gradualmente probaremos los platos más complicados.

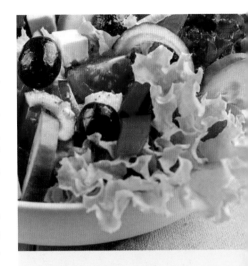

¡Pensemos en las ensaladas! Al principio es un buen suplemento junto a los platos habituales, pero más adelante intentemos a invertir la tendencia y que la ensalada sea el plato principal y el plato tradicional sea como un plato complementario. ¡Comamos ensaladas cada día! En este libro podemos aprender las maneras de

¡Pensemos en las ensaladas! Una gran fuente de ensalada colorida y alegre.

preparar las verduras haciendo verdaderos platos principales sin que sean ensaladas, y cuando estemos llegando al final del programa seremos capaces de compilar una alimentación mucho más variada.

En muchos libros y revistas podemos leer que las ensaladas debemos enfriarlas antes de su consumo, para que los sabores de los ingredientes se integran bien y se marinen. Tal vez sea cierto que un corto periodo de tiempo es realmente necesario para que los alimentos crudos absorban los sabores de los aliños, y que sean más gustosos. Pero creo que durante este tiempo corto no es necesario almacenar los alimentos en el refrigerador hasta su consumo. Los alimentos sobrecalentados o con temperatura de frigorífico no son suministros adecuados, por que requieren mucha energía innecesaria, para igualar las temperaturas de los alimentos a la del cuerpo. Por supuesto, los alimentos sobrantes hay que conservarlos en un lugar fresco hasta la próxima comida, pero recomiendo también calentarlos en un lugar cálido o en una deshidratadora, hasta que adquiera una temperatura ambiente, para evitar llevar así no llevarlo a la boca en frío.

Ensalada de colores (muy sencilla)

Ingredientes

50 g de espinacas

100 g de zanahoria rallada

100 g de rábano negro rallado

2 pimientos rojos italiano tipo Kapia cortados en dados

1 pequeña cebolla roja picada finamente

2 cucharadas de albahaca picada

1 puñado de almendras

el jugo de ½ limón

2-3 cucharadas de aceite de sésamo

2 cucharaditas de sal

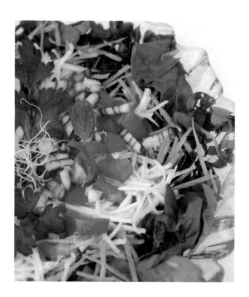

Preparación

1. Cortar y rallar las verduras, y echar en una fuente junto con las almendras (picadas en trozos grandes).
2. Aliñar con el jugo de limón y verter el aceite sobre las verduras.
3. Sazonar al gusto con sal o los condimentos. Se puede consumir inmediatamente.

Calabacín con curry

Ingredientes

2 calabacines medianos

1 trozo de calabaza (50-60 g)

½ cebolla roja pequeña, cortada en cubitos muy pequeños

1 manojo de hojas de cilantro (es opcional)

1 cucharadita de curry en polvo

algunos granos de pasas (opcional)

1 cucharadita de aceite de oliva

sal

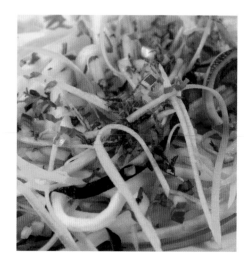

Preparación

1. Cortar el calabacín en tiras.
2. Rallar la calabaza finamente y mezclar la cebolla y el cilantro picado con el resto de los ingredientes.
3. Mezclar el curry con el aceite y echar sobre las verduras.

> **Recomendación.** Se puede consumir inmediatamente o calentar muy suave. Las pasas, por su alto contenido en azúcar, pueden evitarse.

Hemos de asegurarnos de que consumimos alimentos jugosos, ricos en fibras y que al mismo tiempo sean nutritivos. Esta bebida está llena de minerales, vitaminas, enzimas; es una excelente fuente alcalinizante. Su preparación es muy sencilla, debemos poner todo en la túrmix y batirlo.

Jugo verde de apio-una fuente de minerales naturales

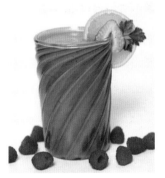

Ingredientes

1 bulbo de apio nabo
2-3 tallos de apio con hojas
50 g de espinacas
½ pepino largo
1 puñado de germinados de alfalfa
Agua a gusto

Preparación

1. Poner los ingredientes en la túrmix con un poco de agua y batir hasta que quede una textura fina, sin grumos.
2. Servir en vasos y consumir.

Es una bebida densa con bajo contenido en hidratos de carbono y se caracteriza por su alto contenido en fibra. Es nutritivo y alcalinizante...

El siguiente plato, la ensalada de remolacha podría ser un buen complemento para cualquier plato de comida cocinada o como plato único en una merienda. Recomiendo esta versión en la fase de cambio y en la fase de mantenimiento.

En el periodo estricto de 7 semanas en lugar de la manzana utilicemos calabacín y en lugar de la miel preparemos con stevia.

Ensalada de remolacha-un manjar delicioso y jugoso, especialmente durante los meses de invierno

Ingredientes

1 remolacha pelada

½ zanahoria

1 manzana pequeña ácida

1 cucharadita de jugo de limón

2 cucharaditas de miel

nueces trituradas en trozos grandes

sal

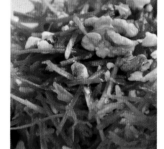

Preparación

1. Rallar finamente las remolachas, las zanahorias y las manzanas o trocear en la Thermomix o en un procesador de alimentos que se quede hecho migas. Echar en una fuente y reservar.

2. Añadir el zumo de limón, la sal y la miel y mezclar.

3. Servir como un apetitoso montículo, o formar tartaletas con la ayuda de un molde de forma cilíndrica. Espolvorear la parte superior con las nueces picadas.

Vale la pena conocer un poco mejor los efectos fisiológicos de los germinados. Son ricos en enzimas y valiosos minerales. La mayoría tiene efectos antibacterianos y antivíricos, y alcalinizan naturalmente; por tanto, no deberían ausentarse de nuestra alimentación diaria.

Ensalada de germinados (2 raciones)

Ingredientes

50-60 g de germinado de alfalfa (es un tarro pequeño si lo compramos hecho)

2 pimientos rojos, cortados en dados pequeños

1 pequeña cebolla roja o una cebolla tierna con su tallo verde cortado fino

1 calabacín mediano rallado

Para el aliño

2 cucharadas de aceite de lino

el jugo de un limón entero

unas hojas de perejil

albahaca

especias al gusto (mexicano)

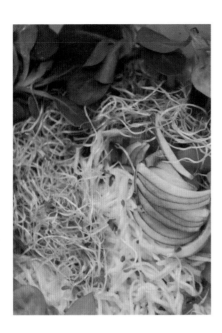

Preparación

1. Echar los ingredientes de la ensalada en una fuente.
2. Batir las hierbas del aliño, echar sobre las verduras y mezclar. Al ser posible habrá de servir inmediatamente, porque las verduras desprenderán un jugo que, pasado un tiempo, dejará de ser apetecible.

El aguacate es una de las hortalizas más alcalinizantes. Contienen grasas valiosas, por lo que deberíamos acostumbrarnos a preparar una delicia semanal con el aguacate. Utilicemos únicamente aguacates maduros; si son duros, dejar 1 a 2 días más, hasta que terminen de madurar.

Repollo con aguacate-untado sobre una rebanada de pan es una cena perfecta

Ingredientes

1 aguacate grande

2 manzanas ácidas (sin las manzanas utilicemos un poco más de jugo de limón)

¼ de repollo

unas gotas de jugo de limón

una pizca de pimienta

sal

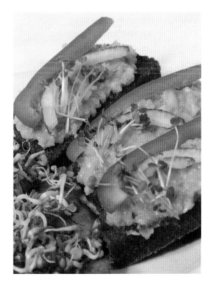

Preparación

1. Con un tenedor reducir la pulpa del aguacate a puré.
2. Triturar el repollo y las manzanas finamente en el procesador de alimentos (o rallar en una mandolina con agujeros grandes) y a continuación mezclar con el aguacate.
3. Condimentar al gusto con jugo de limón, sal y pimienta.

El uso de semillas oleaginosas, frutos secos y nueces

Hay varias recetas que incluyen nueces, semillas de girasol y semillas de calabaza. Estas semillas, cuando son crudas, deberíamos dejarlas en remojo varias horas antes de su consumo, para que las enzimas se activen. Estas semillas «empapadas» tienen un gusto mucho más sutil, solo tenemos que probar algunas de los nueces o de los girasoles remojados.

Por tanto, aunque no está especificado y escrito en las recetas, en todos los casos estamos hablando de semillas previamente remojadas en cada receta.

¿Cuánto tiempo debemos remojar las semillas? Como regla de oro, cuanto más grande sea el tamaño del núcleo, más tiempo de remojo necesita.

Antes de su uso basta con enjuagar las semillas, incluso se pueden secar un poco. Las semillas remojadas, pero no utilizadas en el momento, vale la pena de desecarlas, pues, de lo contrario, se deterioran rápidamente. Si las nueces y las semillas remojadas las desecamos en la parte superior del radiador o en la deshidratadora, luego en cualquier momento podemos utilizarlo de inmediato, no hace falta poner en remojo de nuevo.

Ahora veamos la forma de preparar pasteles de verduras exquisitos en muy poco tiempo.

Pastel de remolacha (4 raciones)

Ingredientes

100 g de semillas de calabaza (en remojo durante aprox. 4-5 horas)

50 g de almendras (remojadas durante 6-8 horas)

100 g de zanahoria

100 g de remolacha

1 aguacate

3-4 dientes de ajo

1 cucharada de aceite de lino

1 manojo de perejil

jugo de ½ limón

sal

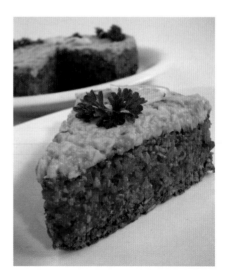

Preparación

1. Este pastel va a ser de tres capas: para la base triturar en la procesadora de alimentos o en la Thermomix las semillas junto con el ajo, el aceite de lino, con el perejil cortado y con un poquito de sal hasta que tenga una textura de migas finas. Aplastar esta masa en un molde de pastel de 17-20 cm de diámetro o formar 4 cilindros individuales, los que pondremos sobre platos individuales.

2. A continuación triturar las zanahorias y las remolachas de forma que tengan una consistencia un poco más granulada y untar encima de la base. (En caso de servir individualmente en platos, utilicemos un molde cilíndrico para emplatar. Después de haber sobrepuesto las tres capas sucesivas quitar el molde.) Esta capa de vegetales no la sazonaremos para que podamos notar el sabor natural de los vegetales.

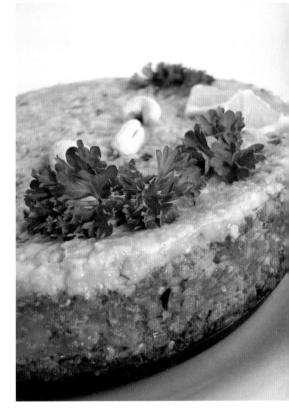

3. Para preparar la capa de cobertura chafar la pulpa de aguacate con un tenedor, sazonar con sal y jugo de limón y alisarlo.

Nuestras verduras favoritas

La parte más difícil del programa es la renuncia a todos los alimentos que formaban parte de nuestra dieta cotidiana. Esto se consigue si vamos conociendo e incorporando platos nuevos, los cuales nos gustan y pueden reemplazar a los que tuvimos costumbre de tomar hasta ahora. A continuación intentaré darle una ayuda. Estos «nuevos compañeros», tanto para la mesa como para los platos y las copas, son las hortalizas, los tubérculos, las hojas verdes y los brotes jóvenes, todos alimentos más saludables.

Topinambour

¡Permíteme presentarte el topinambur!

El *topinambur* o *pataca* es un tubérculo perteneciente a la familia Asteraceae, una planta medicinal, de hoja perenne. El alto valor del topinambur es que en su tubérculo los hidratos de carbono no se encuentran en forma de almidón, sino están presentes como insulina, por tanto, son aptos para las personas que sufren de diabetes. (Nuestras enzimas son capaces de descomponer el almidón únicamente, pero no la insulina, es decir, que la inulina pasa a través de nuestro sistema digestivo intacto. Solo la flora bacteriana del colon que puede comenzar a descomponer, lo que puede conllevar fabricaron de dióxido de carbono, hidrógeno y metano por lo tanto puede causar hinchazón, flatulencia.) Tiene un alto contenido de minerales como potasio, calcio, magnesio, fósforo y zinc y de vitaminas betacaroteno, vitamina B_1, vitamina B_2, niacina y contiene vitamina C también. Por su bajo contenido en calorías se utiliza con mucha frecuencia y éxito en los programas de dietas para adelgazar.

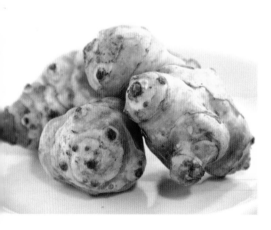

El topinambur, por supuesto, es totalmente aconsejable tomarlo en crudo... Por tanto, te presento algunas ideas de preparaciones sencillas y rápidas.

En primer lugar, cepillemos bien quitando los eventuales restos de tierra (no hace falta quitar la piel) y cortar en láminas muy finas, tal como está lo comemos. Es la forma más sabrosa de comerlo, un verdadero placer.

Si queremos algo diferente, más curioso, preparemos una ensalada, en la cual pongamos un poco de rúcula (ayuda la digestión de topinambur si lo consumemos con una verdura o de hoja de sabor amargo, como, por ejemplo, la rúcula o la endivia).

Ensalada de topinambur con rúcula
(la forma más sencilla, 4 porciones)

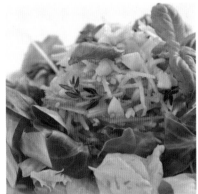

Ingredientes

500 g de topinambur

200 g de cebolla roja o cebolla fresca junto con su hoja

2-3 trozos de tomates secados al sol

100 g de zanahoria

1 puñado de almendras (al menos remojado durante la noche)

albahaca fresca picada

pequeño puñado de rúcula

1 cucharada jugo de limón

1-2 cucharadas de aceite de linaza

sal

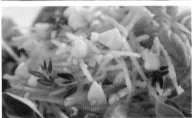

Preparación

1. Rallar el topinambur (después de limpiado, lavado y cepillado) y la zanahoria con la mandolina corte tipo juliana de tamaño cerilla.
2. Cortar la cebolla en rodajas finas tipo 5 mm.
3. Cortar los tomates en tiras muy finas.
4. Pelar las almendras y con la ayuda de un cuchillo cortar en trozos grandes.
5. Sazonar al gusto con sal, rociar con el jugo de limón y el aceite.
6. Mezclar delicadamente, incluso también podemos voltearlo con las manos limpias.
7. Servir con albahaca, rúcula, u otro tipo de ensaladas de hojas verdes.

Si queremos conseguir un plato más consistente de verduras, no dudar en utilizar semillas o frutos secos. Estos pueden ser mezclados «solo así» con las ensaladas y es agradable hacer cráquers con ellos. Otra solución es si preparamos una salsa cremosa de los frutos secos moliendo con la túrmix y añadiendo un poco de agua hasta que la salsa quede homogénea. Luego podemos sazonar de mil maneras: desde la sencilla sal y jugo de limón hasta la utilización de hierbas o especias.

Con estas salsas sustanciosas cualquier «mezcla de verduras» puede llegar a ser consumida como un plato principal. Cuando preparamos las salsas, hemos de tener en cuenta que las almendras y las semillas de sésamo son las que más nos alcalinizan, pero la salsa más cremosa se conseguirá con los anacardos (y desde mi punto de vista esto es lo que tiene mejor sabor).

¡Usa tu imaginación, las posibilidades son infinitas!

Remolacha y topinambur (plato principal para 2 personas)

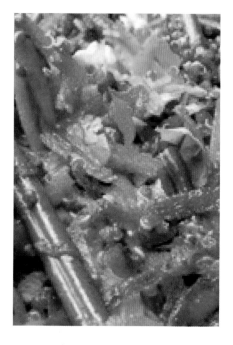

Ingredientes

300 g de topinambur

300 g de remolacha

30-40 g de rábano picante

50 g de anacardos

jugo de limón

un poco de stevia

sal

Preparación

1. Rallar el topinambur y la remolacha en corte tipo juliana en forma de cerillas y el rábano picante también muy fino.

2. Preparar una salsa con los anacardos molidos, la sal, el jugo de limón y un poco de agua. Reservar.

3. A continuación añadir el rábano picante rallado y endulzar con un poco de stevia. Echar este aderezo sobre las verduras y mezclar bien ¡Listo para consumir!

Aguacate

El aguacate es una fruta originaria de México y Guatemala y pertenece a la familia de lauráceas (sí, es una fruta). Estamos familiarizados con la crema de aguacate que se prepara con un poco de jugo de limón, sal, pimienta y cebolla, los cuales mezclamos y reducimos para obtener una crema suave, lo que podemos untar sobre pan tostado o cualquier otro tipo de pan.

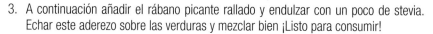

Por supuesto, el abanico de formas de consumirlo es mucho más amplio. Personalmente, puedo imaginarlo en cualquier plato. Es un potente alcalinizador; por tanto, no debería faltar de nuestra cocina.

El aguacate es una planta polivalente que a la vez es fruta, verdura y hierba medicinal. Tiene un impacto benéfico sobre los problemas cardiovasculares y, gracias a su alto contenido vitamínico, es un excelente antioxidante.

El aguacate es rico en ácidos grasos insaturados, tiene un alto contenido de vitaminas B, C, A y E. En el fruto maduro encontramos el potasio, fósforo, hierro, sodio, calcio y magnesio. Sus vitaminas del grupo B ayudan al cerebro para producir las hormonas del sueño (la melatonina). Su consumo está recomendado contra las patologías como la de hipertensión arterial, la arteriosclerosis y problemas intestinales en general. Su grado de acidez es muy bajo, por lo cual facilita mucho el proceso de alcalinización. Su contenido de ácidos grasos poliinsaturados tiene un impacto muy positivo sobre el corazón, los vasos sanguíneos y disminuyen el nivel de colesterol. (Fuente: Wikipedia)

En las recetas anteriores he incluido ya los aguacates, y eso no por casualidad. Nos gusta mucho.

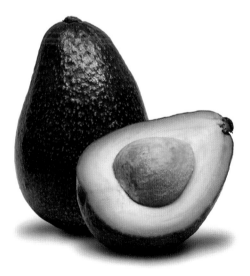

Crema de topinambur con aguacate
(para 4 personas)

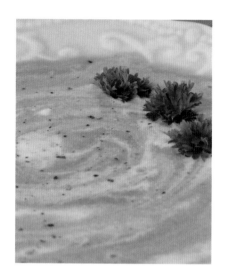

Ingredientes

600 g de topinambur

½ puerro

2 dientes de ajo

½ cucharadita de pimienta blanca molida

1 cucharadita de sal

400 ml de agua

jugo de ½ limón

1 aguacate

50 g de almendras

stevia y sal

Preparación

1. Lavar el topinambur y cepillar sin pelar, a continuación cortar en trozos pequeños.
2. Poner en la túrmix el topinambur, el puerro (o cebolla), la sal, la pimienta, el jugo de limón y con un poco de agua batir hasta que quede suave.
3. A continuación añadir el aguacate siguiendo el proceso hasta obtener una textura sedosa. Si nos parece que queda muy espeso, se puede añadir un poco de agua.
4. Con las almendras, un poco de agua y las especias preparar una salsa parecida a nata con la ayuda de una túrmix potente.
5. Antes de servir la sopa rociar la parte superior con esta crema. Servir con perejil picado y pimienta de multicolor recién molida.

Lentejas germinadas con aguacate

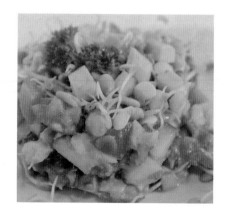

Ingredientes

2 tazas de brotes de lentejas

1 tomate grande

½ pepino

2-3 cebolletas frescas

1 aguacate

2 dientes de ajo

zumo de limón

unas hojas de perejil

pizca de sal

Preparación

1. Cortar en cubitos los tomates, los pepinos y las cebolletas en rodajas o aros.
2. Pelar el aguacate y también trocear en cubos pequeños.
3. Machacar el ajo, reducirlo a puré y luego mezclar con el zumo de limón, la sal y los cubitos de aguacate. El ajo quedará pegado sobre los cubitos de aguacate y con el gusto de limón formarán una verdadera experiencia al paladar.
4. Mezclar las lentejas germinadas y las verduras con el aguacate y decorar con el perejil.

Recordar: La potencia de vitalidad en las verduras frescas procede de la energía del sol y de la tierra, que la planta absorbe y es esto lo que le da el máximo valor a nuestra ensalada. Esta fuerza de vida continúa desarrollándose dentro de nosotros fortaleciendo nuestro organismo.

Espinacas

La espinaca prácticamente ha sido conocida por las recetas con las pasas y los piñones o con garbanzos, pero la espinaca es una de las más valiosas verduras de hoja verde, que deberíamos consumir incluso diariamente.

Aquí mencionaría todas las verduras de hoja verde, porque nuestra alimentación debería estar compuesta mayoritariamente de estas, principalmente por sus altos contenidos en clorofila. En nuestro planeta ellos son los alimentos más bajos en calorías, de hidratos de carbono, pero además son los más ricos en nutrientes. Aparte de la clorofila contienen vitaminas, minerales, fibras y enzimas. Disponible durante todo el año, siempre hemos de conseguir espinacas frescas.

La espinaca tiene un alto contenido de hierro, vitaminas A, C y K, contiene mucho calcio y magnesio. Su contenido en ácido oxálico ayuda al organismo a fijar el hierro y el calcio. Por otra parte, no le falta el manganeso, ácido fólico, potasio, vitamina B_6 y vitamina E, selenio y fósforo. La espinaca también es una fuente importante de fibra dietética, tiene un efecto limpiador y desintoxica el organismo, además ayuda la digestión.

Habrá que lavarlas bien, pero no deberíamos dejar en remojo en agua durante mucho tiempo, porque los valiosas nutrientes podrían perderse en el agua de remojo.

Crema de espinacas con ajo
(2 raciones)

Ingredientes

200 g de espinaca fresca

4 dientes de ajo

50 g de anacardos crudos

1 cucharadita de sal

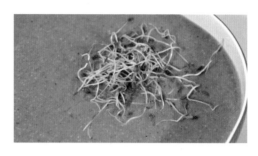

Preparación

1. Moler los anacardos en la túrmix; luego añadir las espinacas, un poco de agua, la sal, los ajos y seguimos batiendo hasta que quede suave.

2. Agregar un poco de agua, lo suficiente para obtener una sopa cremosa pero no muy densa.

3. Servir con brotes de germinados frescos.

Endibia

Es una ensalada con forma de lanza, de color verde claro. Se cultivan en oscuridad total para que las hojas no se enverdezcan mucho. La endibia es una de las ensaladas más alcalinizantes, tiene un sabor único ligeramente amargo, muy especial.

La endibia favorece la digestión, y en una ensalada es ideal para personas con patologías hepáticas o biliares. Ayuda a regular el nivel de colesterol y a mantener el sistema cardio-vascular en estado saludable; además, tiene propiedades diuréticas suaves.

La endibia —como todas las plantas de brote— también contiene una gran cantidad de sales minerales y un gran número de vitaminas. Aparte de las vitaminas A, lleva el B, C y E, ácido fólico, calcio, potasio, magnesio, hierro, zinc, selenio y su contenido en fibra es muy alto. Casi no contiene calorías, por lo que pueden ser incluidas en cualquier dieta.

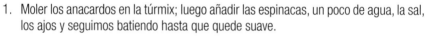

La manera más fácil de preparar es cortarla en tiras finas y junto con un surtido de vegetales elaborar una ensalada. Por la forma particular de las hojas de las endibias también permiten que sean rellenadas con un paté vegetal.

Endivias rellenas

Ingredientes

1 cabeza de endibia

1-2 zanahorias

50 g de semillas de calabaza remojadas

50 g de semillas de girasol remojadas

2 dientes de ajo

1 manojo de perejil

½ limón, su zumo recién exprimido

sal

Crema de anacardo

50 g de anacardos

1 cucharadita de jugo de limón

una pizca de sal

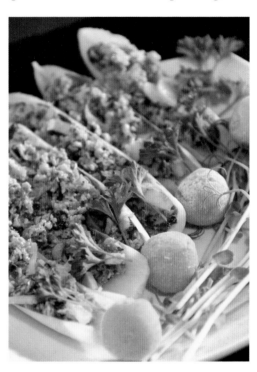

Preparación

1. Reservar 8-10 hojas de endibias externas intactas. Lavarlas, secarlas y colocarlas en un plato.
2. Picar el resto en cubos pequeños con un cuchillo.
3. Para el relleno, trocear las semillas y las verduras en la túrmix o en un procesador de alimentos reduciendo a una masa grumosa.
4. Sazonar al gusto con sal, jugo de limón y mezclar con la endibia picada.
5. Rellenar con el preparado las hojas reservadas, 1-2 cucharadas por hoja y verter encima la crema de anacardo.

Para la crema de anacardo: Emulsionar el anacardo con un poco de agua, limón y sal.

Col rizada

La col rizada cuenta con pocos seguidores, pero es la superestrella de las verduras. La versión demasiado cocida, triturada prácticamente, no es mi preferida... pero sí en crudo... Te doy algunas ideas...

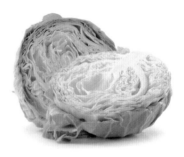

La col rizada pertenece a la familia de las crucíferas, un pariente cercano de la col repollo. Su contenido en proteínas es más alto, mientras que es más fácil de digerir, causa menos flatulencia y no carga tanto los estómagos sensibles como la col repollo. Su valor nutricional viene de su contenido; en hidratos de carbono, de las fibras digestibles, los importantes minerales esenciales como el calcio, potasio, magnesio, hierro y de las vitaminas A, B_1, B_2, C, E y por su gusto y sabor natural. Debido a su rico contenido de vitaminas fortalece el sistema inmunológico y lo consideran como un alimento preventivo de cáncer, un antiinflamatorio y por su contenido de calcio puede contribuir a la salud de nuestros huesos. En cualquier dieta orientada a la pérdida de peso puede ser un ingrediente útil, porque su contenido calórico es únicamente 43 kcal. Fuente: http://alimentos.org.es

Los chips de la col rizada son mis alimentos preferidos para picar. Se preparan en el horno o en la deshidratadora y realmente es un manjar.

Chips de col rizada (altamente alcalinizante)

Ingredientes

1 kg de col rizada o también se puede preparar con el Kale

100 g de almendras

30 g de condimento «húngaro» (sal, y los condimentos molidos de cebolla, pimentón rojo ajo, comino, albahaca, perejil)

aceite

agua

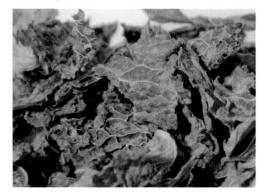

Preparación

1. Lavar las hojas de la col rizada y secarlo bien, luego desgarrar en trozos de tamaño bocado, para verter en un bol grande.

2. Moler las almendras en la túrmix y añadir un poco de agua, aceite y los condimentos y dejar en marcha la túrmix hasta que su consistencia quede cremosa. Podemos utilizar cualquier otro condimento en lugar de los pimientos mencionados arriba, como el italiano, el chino o simplemente picante. Esta densa crema de almendras habrá que masajearla con las manos para que se integren bien los ingredientes también dentro de los pliegues de las hojas de la col rizada. Habrá que hacer todo lo posible para que de forma uniforme cubran toda la superficie.

3. A continuación, colocar las piezas sazonadas de la col rizada sobre las hojas antiadherentes de la deshidratadora, de manera que no se toquen ni se rocen entre ellos. En la primera hora poner la temperatura en 60 °C, a continuación las siguientes 12 horas en 45 ° C o hasta que estén completamente deshidratadas. Es un aperitivo crujiente, saludable y sabroso.

Boniato

Las batatas o papa dulce, moniato o camote, es originaria de los trópicos del América del Sur, América Central y ha sido domesticada y cultivada desde hace 8.000 años. Llegó a Europa en el siglo xvi, y se difundió ampliamente en todo el mundo. Es un alimento reconocido como eficaz contra la desnutrición debido a sus características nutritivas, facilidad de cultivo y productividad[1].

En primer lugar, tiene un sabor especial, una composición muy saludable, y existen numerosas formas de prepararlo.

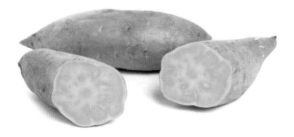

---

[1] Fuente: wikipedia.

El boniato *(Ipomoea batatas)* pertenece a la familia convolvulácea y se cultiva en gran parte del mundo por su raíz tuberculosa comestible, pero sus hojas jóvenes también son aptas para el consumo. A pesar de su nombre, taxonómicamente no tiene ninguna relación con la patata, que se asemeja únicamente en la forma del tubérculo. La batata en los países en desarrollo es muy común, tiene un alto contenido en vitaminas C, B_2 y B_6 y E, y es rica en minerales, como el potasio, el cobre y el manganeso; su contenido de grasa y colesterol es muy bajo y, a pesar de su nombre, puede ser consumido por diabéticos.

El color interior de la raíz depende de la especie; puede ser del color blanco, anaranjado, amarillo, púrpura, rosa o también rojo. Se utiliza para hacer harina, almidón, pero también para bebidas alcohólicas. El contenido energético de las batatas dulces en estado crudo es 90 calorías[1].

Tiene un altísimo contenido en vitamina C y sería una pena cocinarlo o asarlo, porque estará todo, todo perdido…

Y ahora veamos la receta de un plato principal rápido y muy sabroso de boniato.

Pastel de boniato (para 4 personas)

Ingredientes

500 g de boniato pelado
100 g ensalada mixta de hojas verdes
200 g de nuez (remojadas)
100 g semillas de girasol (remojadas)
1 cebolla roja pequeña
1 zanahoria pequeña
1 pequeño trozo de apio nabo (en esta variedad de apio se utiliza la raíz —forma de bulbo— y no las hojas)
1 pimento rojo
pimienta, especias al gusto y sal

Para la salsa de anacardos

100 g de anacardo (u otro tipo de frutos secos o semillas de cáñamo)
1 cucharada de jugo de limón
poco de agua
pizca de sal

---

[1] Fuente: wikipedia.

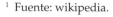

Preparación

1. Rallar el boniato muy delgado en forma de cerillas.
2. Escurrir los frutos secos y las semillas de girasol.
3. Lavar, pelar y cortar las verduras en pedazos más pequeños.

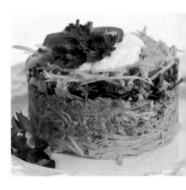

4. Poner todo en el procesador de alimentos y picar hasta que quede con textura grumosa, pero que se pueda hacer un paté.
5. Sazonar con las especias que deseamos, personalmente utilizo los típicos húngaros sal, pimenta, un poco de pimentón dulce…
6. Coger una sartén pequeña o una fuente de pírex. Verter en el fondo la tercera parte del boniato rallado, echar encima un tercio del paté de las verduras y de frutos secos. Después, echar una capa de boniato, alternado con el paté.
7. Colocar encima la ensalada verde troceada previamente y una capa fina del paté. Y añadir en la parte superior el resto de los boniatos, lo que ha quedado.

Para la crema de leche o de anacardos

Para preparar la «crema de leche» moler los anacardos, añadir un poco de agua, limón y sal (es posible añadir unas gotas de stevia o un diente de ajo) y elaborar una salsa densa, para regar el pastel de boniato.

Consejo: También se puede hacer individualmente con un molde cilíndrico directamente en el plato, en este caso habrá que construir los pasteles uno a uno en cada plato y cuando esté listo el pastel retirar el molde y empezar con el plato siguiente.

Productos «lácteos»

Ahora aprenderemos a preparar leches vegetales, a base de semillas o frutos secos. Las leches producidas así tienen unas ventajas muy grandes: son frescos, llenos de enzimas, vitaminas y minerales valiosos, justo lo contrario de la leche de origen animal que está pasteurizada y disponible en cajas de tetrabrik. Las leches vegetales son excelentes fuentes de proteína, fácilmente digeribles y son muy útiles en las preparaciones de nuestros alimentos como los batidos o sopas. La leche de almendras y de sésamo tiene efecto alcalinizante, y las leches de otros frutos secos son ligeramente acidificantes. Durante la fase de cambio conviene que probemos la mayor variedad de recetas, experimentemos con las condimentaciones de las leches preparadas de esta forma y sus combinaciones con las verduras.

Leche de almendras con canela
(para 1 litro)

Ingredientes

150 g de almendras (al menos 12 horas remojados en agua)

1 litro de agua pura

1 cucharadita de canela

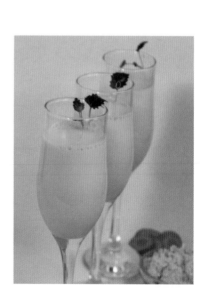

Preparación

1. Poner en remojo las almendras la noche anterior en cantidad de agua abundante para que se vaya cubriendo.

2. Desechar el agua de remojo y las almendras poner en la túrmix. Añadir 400 ml de agua y emulsionar hasta que quede una mezcla fina.

3. Cuando está suficientemente cremosa, verter el resto del agua, la canela y revolver de nuevo. Verter en una bolsa de filtro y separar la pulpa del jugo. La pulpa restante puede ser usada para patés o hacer salsas con ellos. La densidad de la leche se puede ajustar mediante la reducción o el aumento de la cantidad de agua.

La leche de almendra no necesita ser endulzada, pero, durante el periodo de la transición hasta que nos acostumbremos a los sabores naturales, podemos añadir un poco de miel o unas gotas de stevia. Más adelante ya no lo necesitaremos.

Leche de sésamo con zanahoria (1 litro)

Ingredientes

150 g de semillas de sésamo

100 g de zanahorias

1 litro de agua pura

Preparación

1. Dejar en remojo las semillas de sésamo durante 1-2 horas, luego escurrir bien.

2. Colocar en la túrmix las zanahorias peladas y cortadas en rodajas, las semillas de sésamo y la mitad de la cantidad de agua indicada arriba y batir hasta obtener un estado liso. Y añadir el agua restante

3. Echar la mezcla en una manga o bolsa de tela para filtrarla.

4. Mezclar la pulpa restante con un poco de lino molido, añadiendo miel o sirope de agave para formar unas bolitas los cuales pondríamos a «empanar» en semillas de sésamo o en coco rallado, así está listo nuestra merienda.

Dulces

Ha llegado el momento de dejar los dulces «tradicionales». Los bizcochos, los helados, los pasteles de crema… porque contienen muchos carbohidratos «malos», refinados; por tanto, son muy acidificantes. Si esto te parece desalentador, podrías consumir temporalmente unos dulces de pastelería hechos de harina de trigo integral, con edulcorantes naturales, pero solamente se parecen en el nombre y son similares en apariencia al original, pero no son muy gustosos. El deseo de los dulces permanece… y será aún durante un tiempo; por tanto, debemos comer frutas según las reglas de asociación de los alimentos en estado crudo, naturalmente. Tenemos que evitar los zumos de frutas envasados como las compotas y las confituras también.

Hay varias maneras de disfrutar los batidos de frutas, he aquí algunos ejemplos:

- Si añadimos un poco más de agua, podemos tomar en copas como un refresco matinal.

- Si los preparamos con la cantidad de agua indicada en la receta, entonces consumiremos como sopa, servidos en un plato hondo en el que también podemos agregar frutas cortadas en cubos pequeños como un picadillo.

- Si lo elaboramos de forma más densa, conseguiremos un aderezo muy especial y con lechuga, espinacas o cualquier tipo de hoja verde tendrá un efecto alcalino.

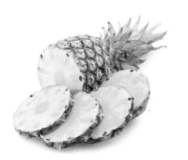
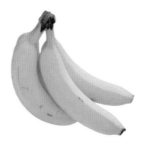
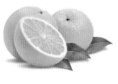

Sopa de fruta tropical

Ingredientes

1 piña mediana

2 naranjas medianas

1 plátano

pizca de canela

500 ml de agua

+ 1 plátano cortado en trozos

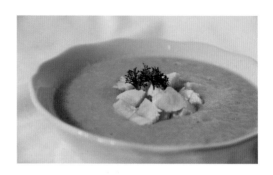

Preparación

1. Después de pelar las frutas, batir en la túrmix hasta que su consistencia quede cremosa.

2. Si servimos como sopa, agregar como picadito un plátano o dátiles; así variará la dulzura de la sopa (yo no lo pongo para mí, pero para mi familia le gusta más con el sabor más dulce).

Ensalada verde tropical para el desayuno

Ingredientes

1 ración de sopa de fruta tropical

¡preparado con 200 ml de agua!

1-1 puñado de espinacas y perejil fresco o cualquier otro tipo de hoja verde, fresca ensalada verde o brotes

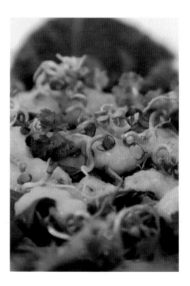

Preparación

1. Picar las hojas y ponerlas en una ensaladera.

2. Preparar el batido tropical de forma densa y verter sobre las hojas verdes.

3. Mezclar nuestra ensalada con piña troceada en cubitos, plátanos o germinados.

Es una ensalada fantástica para el desayuno.

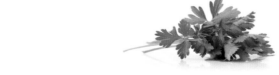

Piña

Debido a su alto contenido en azúcar, hemos de limitar su consumo en exceso, mientras que forma parte del grupo de frutas que podemos incorporar en nuestra dieta por sus beneficios. Contiene una enzima llamada *bromelina,* con muchas propiedades altamente beneficiosas. Tiene un efecto antiparasitario, antibacteriano y antifungicida. Elimina las bacterias y los hongos muertos, reduce las hinchazones o inflamaciones, alivia los dolores, las heridas, las úlceras y las inflamaciones de las articulaciones. Mejora el estado cardiovascular, porque limpia los vasos sanguíneos que se depositan en su pared y reduce la tendencia de las células sanguíneas que se peguen entre sí. La bromelina también mejora la digestión de las proteínas.

No podemos continuar sin mencionar los batidos con frutas y hojas verdes o «batidos verdes» o en inglés los «*smoothies* verdes», donde mezclamos las frutas dulces con las hojas verdes. Esta bebida tiene muchas más ventajas si las consumimos por la mañana con el estómago vacío. Como las hojas verdes no contienen almidón, pueden ser asociados con cualquier tipo o grupo de alimentos, incluso con las frutas dulces también. Debido a su alto contenido en fibras, tanto las frutas como las hojas verdes, la fructosa no es absorbida de inmediato, sino poco a poco, de forma continua así suministrando nuestro organismo con la energía necesaria. Es muy importante que la ruta de acceso de esta bebida sea libre hasta el intestino delgado, es decir, debemos consumirla con el estómago vacío, ya que cualquier alimento —medio digerido— interrumpiría la ruta de nuestra bebida y en lugar de la absorción empezaría la fermentación, lo que conlleva a la acidificación, logrando justo lo contrario de lo que queríamos.

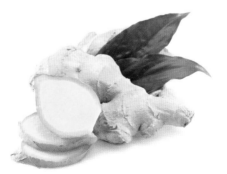

Batido verde con jengibre

Ingredientes

2 naranjas pequeñas

1 plátano

1 cucharada de zumo de limón

1 pieza de 1 cm de jengibre fresco

100 a 150 g de espinacas, acelgas o
lechuga romana (las hojas verdes si
es posible sean ecológicas)

aprox. 500 ml de agua

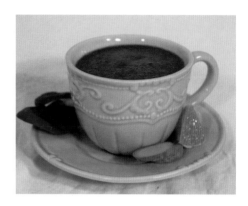

Preparación

1. Pelar y trocear la naranja, el plátano, el jengibre y echarlo en el vaso de la batidora con un poco de agua.

2. Cuando se convierte en una papilla, agregar las hojas verdes previamente lavadas es así que obtendremos un batido rico y cremoso. Al final añadir el agua restante, el jugo de limón, batirlo un poco más y está listo.

3. Este refrescante desayuno se puede preparar con cualquier tipo de hoja verde o cualquier tipo de fruta. El plátano le dará sabor dulce y cremoso, y el zumo de limón dará un toque delicado. Y el jengibre lo hace aún más agradable al gusto.

Nuestro deseo por los dulces se puede atenuar comiendo una manzana, una naranja; por supuesto, sin ningún tipo de preparación, tipo batido. Pero siempre ha de ocupar el mismo lugar en nuestra dieta; por la mañana y con el estómago vacío. Tampoco olvidemos que el contenido de azúcar en las frutas es muy alto para ser consumidas sin restricción. Es decir, ¡consumámos fruta con moderación!

Si has llegado hasta aquí, entonces ya has pasado 2-3 semanas con la fase de transición. Tu entusiasmo es el mismo que al principio y no te desalienta ni hacen caer ni cumpleaños, ni vacaciones… Siempre teniendo el objetivo en la mente y con la labor continua de probar nuevas recetas y que cada vez nos parecerán más deliciosas, explorando sabores nuevos.

Sin duda, ahora empezarán a aparecer los primeros signos positivos. Nuestro organismo acidificado responde de inmediato a los más mínimos cambios alimenticios positivos. La aguja de la balanza empieza a moverse (esperemos que hacia abajo), tu alegría y tu vitalidad aumentan; tu piel está más lisa, más suave. Tu sueño es más profundo y reparador, así que tu despertar también es más fresco.

Ahora llega el momento de aprender a incluir nuevos trucos, así conocerás nuevos sabores para diversificar tu dieta. Los nuevos platos empiezan a sustituir a los platos que se sitúan en la tabla de la columna 4 página 49.

El ritmo de cambio tiene que ser valorado por uno mismo, cada persona tendrá uno distinto. Tendrá que valorar los objetivos y para conseguirlo lo hará de forma más o menos rápida. Lo importante es lograr dejar los platos antiguos y los hábitos no sanos al final del periodo de transición.

El pan sin gluten y sin levadura

El próximo alimento que debemos probar es el pan hecho con semillas de lino, sin hornear. Este pan puede ser útil por varias razones: por un parte, está hecho sin levadura, y por otra parte no contiene harina. Por tanto, podemos reemplazar 2 alimentos básicos: la levadura y los cereales. Las semillas de lino son neutrales y el resto de ingredientes son alcalinizantes, por esto también lo recomiendo no solamente en el periodo de transición, sino más adelante. Su tercera ventaja es que no está horneado, así todas las sustancias valiosas —enzimas, vitaminas— se mantendrán vivas. Las semillas de lino contienen una gran cantidad de ácido graso omega 3, que nos protegen naturalmente contra las enfermedades cardiovasculares y sus fibras hacen el efecto barrido con los depósitos en las paredes del intestino.

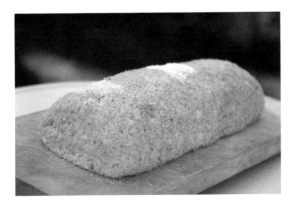

Pan de lino con verduras

Ingredientes

400 g de semillas de lino dorado (o marrón)

100 g de calabacín

100 g nuez de Brasil

100 g de cebolla roja

2 cucharaditas de jugo de limón

100-200 ml de agua pura aproximadamente

1-2 cucharadas de psyllum Husk o en su lugar lino molido

1 cucharadita de sal

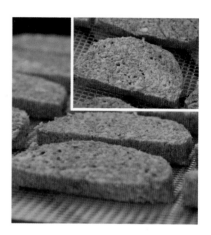

Preparación

1. Moler en seco las semillas de lino y reservar en un tazón.

2. Reducir el resto de los ingredientes a papilla con el procesador de alimentos (cuchilla S o Thermomix velocidad 4-5).

3. Echar en una fuente y a continuación amasar con las semillas de lino. La masa no debe ser muy blanda, pero un poco húmeda. En una tabla de cortar hacer una forma de pan con la masa. (Si quedara muy pegajosa, habrá que espolvorear con psyllum husk o lino molido.)

4. Cortar unas rodajas del grosor de un dedo, y colocar sobre una rejilla, depositar encima de un radiador o en un sitio soleado y bien ventilado para desecarlo durante un día. También podemos poner en un horno de ventilación programando la temperatura más baja, y que la puerta de horno se mantenga abierta de 1-2 cm. Si disponemos de deshidratador mejor hacerlo con él. Está preparado cuando en la parte exterior queda seco —ya no se pega—, y dentro queda blando. Se puede consumir inmediatamente, y si no en el frigorífico conserva durante una semana.

En esta fase del programa trataremos de reducir el consumo de pan hecho con levadura y productos de pastelería. No es fácil, sobre todo si este tipo de productos formaban parte de nuestra alimentación. Probemos el pan de lino con verduras, que es un excelente acompañamiento para las ensaladas o para preparar unos bocadillos apetitosos, gustosos.

La siguiente receta es un paté, que podemos consumir con una variedad de verduras frescas, con pan de lino o con unas tostadas.

Paté de nueces con calabacín

Ingredientes

200 g de frutos secos (remojar las nueces al menos durante 12 horas en agua)

1 trozo de puerro 5 cm 80 g de zanahorias finamente ralladas

80 g de calabacín finamente rallado

2-3 dientes de ajo

1 cucharadita de pimentón dulce

2 cucharaditas de jugo de limón recién exprimido

pimienta molida

comino molido al gusto

sal

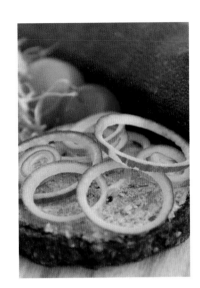

Preparación

1. Enjuagar y escurrir las nueces.
2. A continuación trocear junto con las verduras en el procesador de alimentos hasta obtener una consistencia cremosa.
3. Condimentar con las especies según el gusto y añadir hojas de perejil o cebollinos para adornar. Se mantiene en la nevera durante 2-3 días.

Cereales

Los cereales (excepto el trigo sarraceno y la espelta) son acidificantes, incluso si son integrales. Los granos refinados como el arroz blanco o las harinas blancas, el maíz deberíamos retirarlos por completo de nuestra alimentación. El resto de cereales integrales podemos seguir consumiéndolos en una proporción de 20-30 % junto con los vegetales crudos. Las formas de consumirlos es cocido, al vapor o en crudo como brotes o germinados.

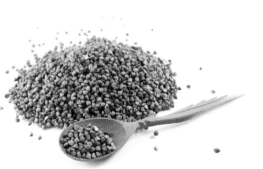

El trigo sarraceno es una fuente valiosa de las vitaminas del grupo B, porque contiene casi todas. Nuestros antepasados lo utilizaron para tratar la hipertensión como un tratamiento a base de hierbas. Debido a su alto contenido de fibra dietética, es un remedio natural y excelente para tratar el estreñimiento, que hoy de día se considera como una enfermedad endémica. Se adapta bien en los tratamientos alimenticios preventivos en los casos de ciertos tipos de cáncer (por ejemplo, colorrectal y cáncer de colon).

Este plato a base de trigo sarraceno es un buen ejemplo de cómo combinar las verduras con los cereales.

Trigo sarraceno con verduras

(Lo que más nos alcaliniza es la versión cruda en estado germinado, pero también se puede probar la versión hervida.)

Ingredientes

1-2 tazas de trigo sarraceno germinado (o el trigo sarraceno cocido, o se puede probar con arroz integral cocido o cualquier otro tipo de cereal integral)

1 diente de ajo

½ aguacate

1 tomate

¼ de pepino largo

1 endivia

2 cucharaditas de aceite de oliva

½ manojo de perejil

½ limón jugo

poco de rábano picante rallado

pizca de sal

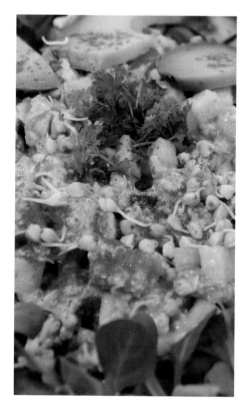

Preparación

1. Poner en la túrmix la mitad del trigo sarraceno germinado con un poco de agua, una pizca de sal, el ajo, batirlo y esta mixtura mezclar ligeramente con la otra mitad de los germinados.
2. Cortar los aguacates, los pepinos y los tomates en cubos y agregar a los germinados.
3. Rociar con aceite y jugo de limón y decorar con perejil picado.
4. Espolvorear con pimentón dulce la parte superior.

Este plato puede prepararse con cereales cocidos, arroz integral, pero en este caso no es tan alcalinizante como si estuviera preparado con los brotes crudos del trigo sarraceno. El único inconveniente de este plato delicioso es que no puede ser conservado. El trigo sarraceno germinado rápidamente comienza a fermentar, por lo que se recomienda consumir inmediatamente después de su preparación.

La germinación del trigo sarraceno

El proceso de germinación de las semillas del trigo sarraceno es un poco diferente al de otros germinados: se puede consumir justo al salir los brotes y, por supuesto, junto con la semilla. Este método permite consumirlo en crudo, sin esperar varios días hasta que los brotes se desarrollan.

Recomiendo comprar el trigo sarraceno de color claro, ya que no está tostado y se puede germinar. El primer paso consiste en poner en remojo, sumergir de forma que el agua cubra la totalidad y un poco más y dejar que repose durante al menos 2 horas. A continuación, escurrir el agua y dejar en el cuenco o en una olla de germinación. Las próximas 24 horas enjuagar con tanta frecuencia como podamos, pero al menos cuatro veces. Saldrá un líquido claro, viscoso, por lo que habrá que enjuagarlo bien. Un día después empezarán a salir unos brotes pequeños y a partir de este momento el trigo sarraceno está comestible. Dejar en el refrigerador y utilizar al cabo de 1-2 días. Otra opción es la de desecar en la deshidratadora para alegrar su conservación. Los brotes deshidratados son utilizables como picadillo en las sopas, o espolvoreados sobre una ensalada como un componente crujiente. Si molemos los brotes deshidratados, obtendremos una harina cruda de trigo sarraceno, lo que podría tener una utilización muy versátil.

Los brotes, el proceso de germinación

Los efectos benéficos de los germinados sobre el organismo son conocidos desde la antigüedad, las civilizaciones antiguas ya valoraban mucho a estos alimentos. Los brotes son ricos en contenido de minerales, vitaminas y enzimas. Durante la germinación las enzimas almacenadas en las semillas se activan, su contenido de almidón transforma en azúcar, sus proteínas forman los aminoácidos y sus contenidos de grasa se transforman en ácidos grasos.

Cada pequeño brote es una bomba de vitalidad. Te voy a dar una información interesante: los brotes contienen un 25 % más de calorías que la carne, pero no nos engordan, porque no contienen ni grasa ni colesterol, ni antibiótico ni hormonas. Sus características más notables es que son digestibles en su totalidad. Proporcionan energía instantánea, están llenos de vitaminas y su efecto purificante y desintoxicante es muy significativo.

Los germinados proporcionan energía instantánea, están llenos de vitaminas y su efecto purificante y desintoxicante es muy significativo.

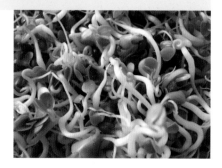

Ideales para el organismo con defensas bajas, fortalecen y ayudan a recobrar fuerzas con prontitud.

La gran ventaja de los germinados es que pueden ser fácilmente cultivados en casa, solo necesitan semillas, un poco de humedad y cuidado. Fresco, biológico y verde, es un alimento lleno de nutrientes, vitaminas y enzimas. Son los alimentos con mayor potencia de alcalinización, por lo que los germinados no pueden faltar de nuestra alimentación alcalina.

Podemos encontrar los brotes embalados en cajas en las estanterías de los supermercados, pero animo a todo el mundo a comprar las semillas ecológicas y germinarlos en casa. No hay magia, no necesita un equipo complicado y costoso, ni herramientas especiales. Los brotes germinados y cultivados en casa son más frescos, más baratos y más sabrosos de los que podemos comprar ya preparado...

Para la germinación es necesario:

- Semillas para la germinación (no sean semillas para plantar, debido que estas las tratan químicamente y son impropios para la consumación)

- Agua o humedad

- Aire

- Tiempo...

Si es posible encontrar las semillas (en tiendas ecológicas o herbolarios), con el resto ya no tendremos problemas.

Hemos de saber que el rábano es un antibiótico natural, un purificador eficaz de la sangre. Tiene un efecto benéfico sobre el hígado y los riñones. Su efecto calorífico en invierno es conocido, porque nos ayuda a calentar nuestro cuerpo; si somos frioleros, comamos germinados de rábano.

Como en el germinado de rábano está todo su poder en un estado muy concentrado, al principio consumiremos poca cantidad, porque su efecto de limpieza es muy fuerte (a diario no deberíamos sobrepasar los 100 gramos de cantidad).

Ayuda a la digestión, limpia y blanquea la piel.

Debido a su alto contenido de vitamina C es un remedio natural contra el resfriado, la inflamación de los senos nasales, el asma o la bronquitis.

Material necesario

1 tarro de cristal (tipo conservas)
15 × 15 cm tela tipo gasa o tul (tejido fino)
una goma elástica
4 cucharadas de semillas para germinar

Día 0: Lavar las semillas y sumergir en agua limpia durante 4 horas. Pasadas las 4 horas desechar el agua y colocar las semillas en un tarro de cristal.

Tapar la boca del tarro con una tela porosa y fijar con una goma elástica. Poner el frasco boca-bajo, ligeramente oblicua en un cuenco o sobre una rejilla, para que el exceso de agua pueda salir. No requiere un espacio especial, solo no exponer al sol directo.

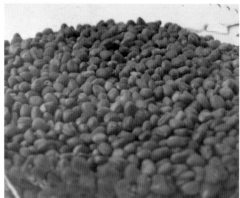

Día 0

Día 1: las semillas germinadas habrá que enjuagarlas 2-3 veces durante el día, es decir, cubrir con el agua hasta arriba, luego escurrir-lo y volver a colocar el tarro bocabajo para que no quede agua estancada en el frasco. Durante ese día aparecerán los brotecitos de color amarillo, como si fueran pequeños gusanos. El volumen de las semillas se duplica, y entonces llegarán prácticamente a la mitad del frasco.

Día 2: Proseguir el lavado de los granos, por lo menos 3 veces al día, cubrir con agua, luego enjuagar. Este día empiezan a aparecer brotes blancos, larguitos, en la mayoría de los brotes los cotiledones son todavía de color amarillo, pero aquellos brotes que son cerca del vidrio donde alcanza la luz empiezan a tener hojas verdes también. Este día ya se pueden sacar del frasco y remover para que aquellos gérmenes que anteriormente estaban en el interior, estén fuera expuestos a la luz. A partir de aquí pueden ser degustados o comidos.

Día 3: Si todo ha ido bien hasta ahora, los germinados han superado ya el frasco inicial. Es el momento de sacar una pequeña porción y consumirlo. La mayoría de las hojas cotiledones son verdes, pero todavía quedan algu-nas amarillas. Continuar el enjuagado 2-3 veces al día.

Día 4: Los cotiledones han perdido la cubierta de la semilla y los cotile-dones son verdes, blancos y los germinados crecieron. Enjuagarlos bien y listos para el consumo. El resto podemos colocarlos en un tarro y pueden ser guardados en el refrigerador durante una semana.

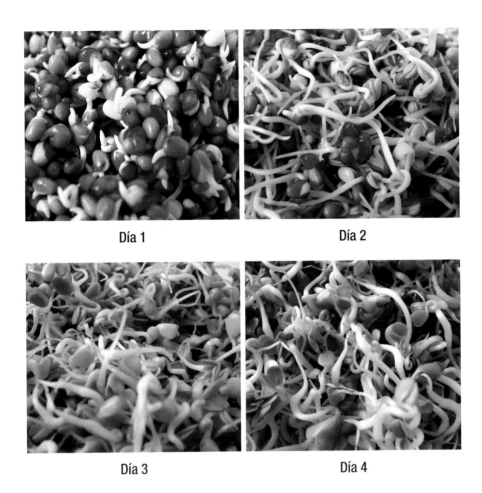

Día 1

Día 2

Día 3

Día 4

Si el lugar de la germinación es oscuro, nuestros brotes serán gruesos y bonitos, de color blanco, y los cotiledones se mantendrán claritos. Si la germinación se produce en un lugar con mucha luz, los cotiledones fabricarán clorofila y obtendremos unos germinados verdes y hermosos. En los dos casos son saludables.

¿Cómo se consumen los brotes? En bocadillos o como adorno de ensaladas. Hay una receta muy buena con unos brotes de rábano, que recomiendo a todo el mundo con una rebanada de pan tostado (o con un pan de lino crudo); es una estupenda merienda o una cena ligera.

El sabor del germinado de rábano es intenso, levemente picante. El calabacín suaviza ligeramente este sabor y el pimiento rojo hará que nuestra ensalada sea dulce. Si pusiéramos sal echaría un jugo y se marchitaría y tampoco tendría un buen sabor. En esta ensalada no ponemos sal.

Ensalada de germinados de rábano (2 raciones)

Ingredientes

200 g de calabacín pelado

100 g de germinados de rábano

100 g de pimiento rojo (variedad dulce)

½ cabeza de lechuga orgánica

2 cucharadas de aceite de semilla de uva

1 cucharada de jugo de limón

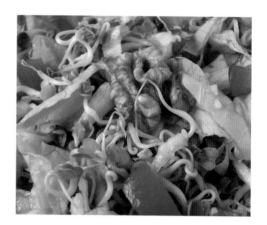

Preparación

1. Rallar el calabacín con una mandolina de agujero grande, cortar el pimiento rojo en cubos; picar las lechugas en tiras y mezclar los ingredientes con los germinados.
2. Rociar con aceite y jugo de limón.
3. Servir en la ensaladera forrada con las hojas de lechuga, adornando con semillas de sésamo o nueces. Listo para consumir.

Café, té, alcohol...

Al acercarse al final de la fase de transición, el café y el té negro ya los podemos eliminar fácilmente de nuestros hábitos. Estimado lector, si seguiste y cumpliste las instrucciones y recomendaciones, entonces ya no habrá nunca problemas con tu vitalidad y nivel de energía durante el día, pues no necesitarás los efectos estimulantes que pueden aportar el café o el té.

Si te apetece una bebida caliente, prepara una infusión de hierbas, una manzanilla o una tila, que pueden ser consumidos en cualquier momento del día y además te beneficiarás de sus efectos terapéuticos. (Por supuesto, las infusiones las consumiremos sin azúcar.)

El alcohol de ninguna manera forma parte de la dieta alcalina, ni ahora, ni después ni durante la fase de mantenimiento. El consumo del alcohol, a parte de la acidificación del organismo, también puede ser causante de varias enfermedades como la obesidad, la diabetes, los problemas neurológicos, la cirrosis hepática, pero quizá el peor es el deterioro de la calidad de vida.

Si has fumado hasta ahora, entonces este es el siguiente paso que hay que dar lo antes posible: dejar de fumar. Dicen que no es tan difícil, hay personas que incluso lo han dejado ya en varias ocasiones, pero —bromas aparte, existen métodos que facilitan dejarlo: acupuntura, parches de nicotina, cigarrillos electrónicos, libros, pero lo que más cuenta es a tu determinación y tu fuerza de voluntad. Cualquier dieta alcalina llevada de manera perfecta se arruinaría por el consumo del tabaco, por la ingesta del ácido nicotínico que entra en el cuerpo.

Dejar de comer carne

El consumo de la carne para todo el mundo tiene un significado distinto, pero creo que de la lista de los «alimentos prohibidos» este alimento es el más fácil de eliminar. Afortunadamente, esto es lo que puede ser reemplazado con mayor facilidad que otros con hamburguesas vegetales, o rellenos de vegetales que se acercan bastante al sabor de la carne. Sin embargo, si esto es un esfuerzo, entonces lo dejaremos para la época de la transición; es decir, durante algunas semanas o meses tenemos que volver a las costumbres de una familia promedia de los años sesenta: ¡una vez a la semana! La carne de ternera y de cerdo hace ya meses que la has dejado (¿verdad?) y ahora lo que nos queda son algunas carnes blancas o pescado para el fin de semana,

> Las hamburguesas vegetales no solamente son los sustitutos perfectos de platos de carne, sino que están llenos de vitaminas, nutrientes esenciales.

pero no frito en aceite abundante, sino al vapor o al horno cocido en su propia grasa... con verduras crudas. Esta semana recomiendo probar la hamburguesa vegetal, que no solo es un gran sustituto de platos de carne, sino que está lleno de vitaminas, enzimas y nutrientes esenciales… y, por supuesto, son muy sabrosas.

En la siguiente receta las nueces pueden ser cambiadas por nueces de Brasil (o coquitos); esto es lo más gustoso, las almendras los que nos alcalinizan más y las semillas de girasol son la opción más económica. Con todas las verduras el conjunto será un plato alcalinizante, especialmente si lo tomamos junto con verduras de color verde y rojo, como se puede percibir en la imagen.

Hamburguesa vegetal

Ingredientes

100 g de nuez de Brasil

30 g de semillas de lino molido

80 g de zanahorias

80 g de cebolla roja

1-2 dientes de ajo

manojo pequeño de perejil

1 tomate pequeño o 2-3 trozos de tomate seco en aceite

sal al gusto o condimento italiano

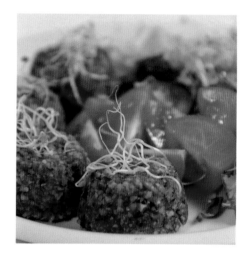

Preparación

1. Poner todos los ingredientes en un procesador de alimentos y con el cuchillo S picar en migajas. (o Thermomix unos segundos velocidad 4-5-6).

2. Quitar la mayor parte de la masa de la máquina y lo que queda dentro, batir hasta que forme una pasta muy cremosa.

3. Mezclar esta parte con la porción con migajas y así obtenemos una masa moldeable.

4. Hacer unas bolitas pequeñas y secar durante 1 hora en la deshidratadora. Alternativas si no tenemos deshidratadora, encima del radiador caliente, en pleno sol o en el horno puesto en «aire circulatorio» temperatura mínima y la puerta del horno abierta a 2 cm. Tenemos listo nuestra hamburguesa cuando el exterior es seco, pero el interior queda todavía blando. Consumir en este momento es una verdadera experiencia gastronómica: suave, caliente, reciente…

Hacia el final de la fase de transición...

Si hemos llegado aquí, hemos recorrido un largo camino. Para abrir el apetito vamos a hacer una receta muy emocionante y deliciosa.

Espagueti de calabacín con salsa de tomate (para 4 personas)

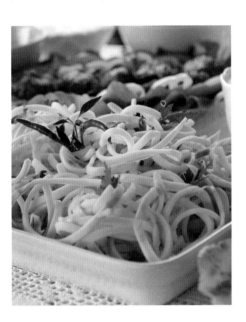

Ingredientes

600 g de calabacín

1 kg de tomates

200 g de tomates secos

1 cebolla roja pequeña

2 dientes de ajo

1 puñado de hojas de albahaca fresca

1 cucharada de jugo de limón

1 dátil blando

1 puñado de almendras picadas en trozos grandes (en remojo durante al menos 1 noche)

Preparación

1. Cortar el calabacín en tiras largas (con un pelador, espiral o rallador).

2. Para la salsa de tomate incorporar todos los ingredientes (excepto las almendras) en la túrmix y batir hasta que quede una textura muy fina.

3. A continuación, agregar las almendras picadas.

4. Verter sobre los espaguetis de calabacín la salsa de tomate y espolvorear con las albahacas picadas o semillas de sésamo molidas finamente.

Cuando llegamos al final de la fase de transición, merece la pena medir de nuevo el valor pH de nuestro organismo y redefinir nuestro equilibrio ácido-base. Es más que probable que alcancemos un valor más alto que en el principio del programa.

Por ahora, al menos una comida al día es alcalinizante, recordemos la importancia de la proporción. En el siguiente paso tratemos de poner en práctica, que en cada comida tengamos en cuenta las reglas de la dieta alcalina, y dentro de una comida intentemos respetar la propoción el 70:30 %, luego, más adelante la de 80:20 %. ¿Qué quiere decir esto? Cuando nos sentamos a comer, nuestro plato tiene que tener alimentos al menos 70 % alcalinos, y solo el resto un 30 % con efecto acidificante. Y este 30 % venga

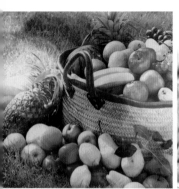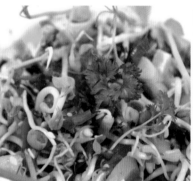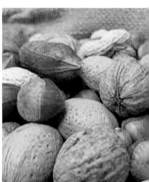

únicamente de la 3ª columna de la página 49 y los que están en la 4ª columna intentemos al principio reducir poco a poco, luego eliminar definitivamente de nuestra alimentación.

Una vez más, es muy importante el aprendizaje, la integración de nuevos alimentos en nuestra dieta. En este momento estamos delante de una tarea difícil: debemos abandonar nuestros hábitos de siempre y los alimentos que hemos comido por costumbre hasta ahora, y necesitamos reemplazarlos por otros gustos y sabores completamente nuevos. Esto no es nada fácil y tenemos que intentar conseguir que después de un tiempo estos alimentos sean los naturales, habituales y no nos ocasione ningún esfuerzo la adquisición ni las materias primas ni las preparaciones de las recetas. Esto no es una moda pasajera de una dieta, sino que es un modo de vida.

La transición será mucho más fácil de conseguir, si dejamos una pequeña puerta abierta en la dirección de los viejos platos preferidos, mientras que tenemos enfrente el siguiente paso, el siguiente escalón. En otras palabras:

«Nunca digas nunca jamás» Me explico: Si vamos a empezar pensando «A partir de ahora no comeré helados nunca más», puede permanecer algún sentimiento de falta en lo más profundo de nuestra mente. Sin embargo, si decimos: «No comeré helado durante tres meses» es una promesa que podrá llevarse a cabo, porque este tiempo seguro que podemos aguantar. Y después de transcurrido este tiempo, sin duda encontraremos una manera de hacer un helado sin azúcar o crudo que se pueda ajustar a nuestra dieta. Y si algún día comemos un plato apetecible, pero muy ácido (por ejemplo, una vez al mes), tampoco se caerá el mundo. Lo que más importa es que el día a día lo vayamos llevando a cabo de forma correcta, aunque algunas veces, en un cumpleaños o en Navidad, hagamos una excepción. Por ejemplo, yo no bebo alcohol durante todo el año, pero cuando llega el Año Nuevo, sé que siempre beberé al menos una copa de champán. Un organismo en pleno equilibrio es capaz de tolerar ocasionalmente la ingesta de los alimentos ácidos. La alimentación alcalina de forma continuada ayuda a neutralizar los ácidos generados en el cuerpo y reestablece el equilibrio.

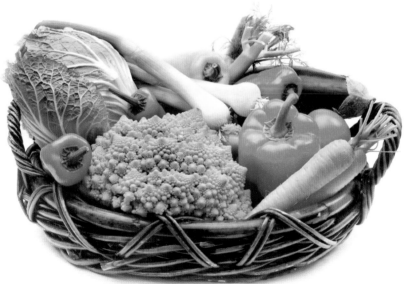

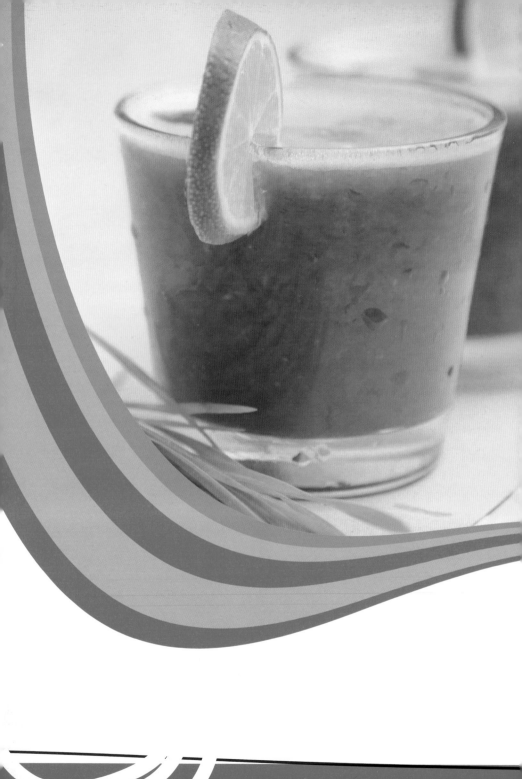

Programa alcalinizante 2.ª fase:
Limpieza del organismo-ayuno

La limpieza del organismo es la meta u objetivo principal de esta segunda fase del programa alcalinizante. Tal vez la primera fase de la transición duró solamente algunos días o largos meses, pero a continuación es absolutamente necesaria una limpieza profunda del organismo.

Una limpieza profunda puede aportar impactos extraordinarios en nuestro organismo: desintoxica la sangre y el sistema digestivo, liberando las impurezas que se han incorporado en las células como resultado de nuestra deficiente e inadecuada alimentación; y nuestro aparato digestivo se relaja mientras recibe únicamente líquidos, pues descansa durante un breve espacio de tiempo. Los efectos beneficiosos se notarán a partir del tercer día, y las señales son el aumento del nivel de energía, una piel más limpia y pensamientos claros.

¿Cuántos días podría durar una cura de desintoxicación? 1-3-5-7 días, incluso periodos más largos. Los ayunos de mayor duración son altamente recomendables para efectuar bajo control, ya que en la actualidad hay médicos y naturópatas que realizan la supervisión de ayunos o curas de limpieza. Durante este momento se puede hacer un retiro o simplemente completar el ayuno con diversos tratamientos como masaje, sauna. Lo que prefiramos.

Sin embargo, los casos más sencillos de ayunos recomendados son los de 1-3 días en casa, en este caso pidamos ayuda a nuestra familia, nuestro entorno, para que tengan en cuenta nuestra decisión y si es posible ayuden a su ejecución (es decir, no traten de hacernos comer ni se lo propongan).

¿En realidad, qué significa ayuno o cura de desintoxicación? Significa que no hay ingesta de alimentos que requiere digestión. En otras palabras, tomaremos aquellas bebidas que, tras beberlas, no sea necesario el procesamiento estomacal largo, es decir, no haya digestión. Estos líquidos permitidos en el ayuno son el agua, los jugos filtrados, las infusiones y los licuados de hortalizas. Los batidos en general (en los que la fibra se conserva en la bebida), las leches vegetales (que contienen grasas vegetales y proteínas) o zumos de frutas (que a su vez son dulces y contienen una gran cantidad de azúcar de la fruta) no son recomendables. Si detenemos en nuestro organismo temporalmente el proceso de la digestión, el organismo puede enfocar otras tareas igualmente importantes y centrarse en ellas, como, por ejemplo, la destrucción de las células y los tejidos disfuncionados, la eliminación de los depósitos con materiales perjudiciales para nuestra salud y las segregaciones de las toxinas y sus eliminaciones. El sistema inmune es aliviado y fortalecido, el funcionamiento de nuestro organismo se hace más equilibrado. Una buena parte de las toxinas y sustancias alergénicas responsables de las inflamaciones se eliminan y el sistema intestinal descansa. Los vasos sanguíneos serán más viables, porque las grasas depositadas en sus paredes se habrán degradado y será menor. La piel se limpia, se vuelve más tersa y firme y nuestros ojos brillan. Para hacer una comparación: imagina que tienes unos días de vacaciones en casa y los niños también se han marchado de colonias. Es el momento de hacer una limpieza en profundidad de la casa, y además disponemos de tiempo para deshacernos de cosas inservibles.

> Durante el ayuno el sistema inmune es aliviado y fortalecido, el funcionamiento de nuestro organismo vuelve más equilibrado.

A partir del tercer día el cuerpo empieza a atacar y a hacer uso de sus reservas adiposas. Pero la descomposición de la grasa es una carga para el hígado y causa un aumento de función renal. La reserva alcalina del organismo disminuye, junto con ello el valor Ph de los líquidos intracelulares que nos conduce a un estado de acidosis tisular. Buena parte de los ácidos en exceso se eliminan a través de la piel o los pulmones con la respiración. Como consecuencia de la sobreacidificación puede aparecer dolor de cabeza, dolores musculares o patologías reumáticas. El organismo absorbe los valiosos minerales de los huesos y de los dientes. Por esta razón doy mucha importancia a la consumición de jugos vegetales y jugos verdes que contengan todos estos minerales fácilmente absorbibles. Estos jugos verdes no solamente desintoxican, sino que durante el ayuno disminuyen el nivel de la acidificación y los síntomas desagradables.

Durante el ayuno no consumiremos ningún tipo de alimento sólido, por lo cual durante el curso la digestión detiene. Por eso tenemos que asegurarnos de que el forraje restante —que contienen los intestinos— se evacuen, porque si se quedan atascados allí durante varios días muchas de las toxinas podrían ser reabsorbidas y este es el efecto que justamente queremos evitar. Si por cualquier circunstancia, no se evacúa, hemos de recurrir a otros métodos. Uno de los métodos es el *enema* (limpieza de colon casera), cuando desde un contenedor de 1 litro infundimos a través del ano rectal al colon el agua tibia aplicando la fuerza de la gravedad. Su ventaja es que el resultado es previsible, después del enema hemos de ir al baño y se produce la evacuación de las heces. Otra alternativa es el uso de laxantes (por ejemplo, sales de Epsom): mezclamos dos cucharaditas de sal con un vaso de agua y bebemos esto con el estómago vacío. No es agradable, pero a cambio no tenemos que molestarnos en poner un tubo a través del ano para provocar una evacuación mediante la inyección de líquido. La desventaja es que el resultado no se puede calcular. Llega cuando llega. Así que no planificaremos para el día tarea alguna o programa que no sea cerca de los lavabos. Cada uno puede decidir qué método es el más adecuado y menos complicado. En cualquier caso, este tratamiento se debería aplicar durante todos los días de la cura.

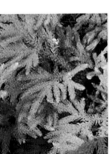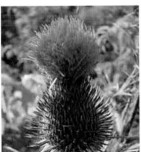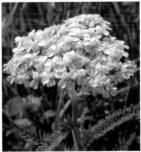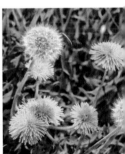

La cura de desintoxicación puede ser apoyada por infusiones hierbales que tienen efecto de limpieza de hígado y bilis como diente de león, licopodio, ansarina, cardo mariano o milenrama.

La salvia, milenrama, rosa mosqueta, hinojo, cilantro, bayas de enebro, ajo silvestre, hinojo, ortiga limpian la sangre. Mejoran la circulación el romero, jengibre, tilia, flor de saúco, ortigas y limpian la piel el enebro, pensamiento, verónica, hojas de abedul, flor de saúco, rosa mosqueta, flor de tila, la flor de milenrama, ciruela silvestre, el anís, el hinojo y el cerrillo. Utilicemos alternándolas o si queremos aliviar de la carga o fortalecer uno de nuestros órganos en específico elijamos una infusión hierbal de la lista.

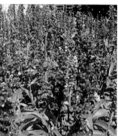 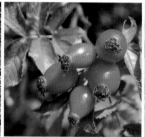 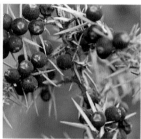 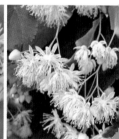

Para aumentar la eficacia de la cura de desintoxicación, podríamos utilizar diferentes suplementos alimenticios o infusiones hierbales. Con estos productos el organismo equilibra más rápidamente y de esta forma podemos evitar los efectos secundarios desagradables, que causan las toxinas liberadas.

Por tanto, durante el ayuno tomaremos infusiones, sopas crudas, licuados de verduras y agua purificada. En muchas personas puede surgir la pregunta: el caldo caliente de verduras por qué no... En casas de ayuno especializadas en ofrecer este tipo de terapias es costumbre tomar el jugo del caldo de verduras, pero en este caso que nos ocupa yo no lo recomiendo. Si queremos hacer una desintoxicación intensiva, entonces tratemos de llegar a la perfección. La cocción destruye las valiosas sustancias en los vegetales como las vitaminas, las enzimas, sustancias que necesitamos particularmente durante la cura. Por tanto, confiemos en el poder de la naturaleza dejando sus tesoros de la misma forma en que fueron creados, es decir, crudos. Y en la medida de lo posible libres de químicos. Si nuestro objetivo es aliviar nuestro organismo y vaciarlo de las sustancias nocivas, entonces es preferible utilizar las materias primas los cuales son libres de residuos químicos, es decir, que lo han cultivado en medioambiente orgánico. El valor nutricional de dichos vegetales es más alto, es decir, ¡seleccionemos las verduras ecológicas!

¿Cuál es el programa de un día de desintoxicación? Esto es solo una recomendación que podría ser modificada según el gusto. Un vaso de agua es equivalente a 250 ml. Aquí figura la cantidad de 4 litros de líquido, pero quizá la primera vez no se logre, pero intentemos al menos acercarnos.

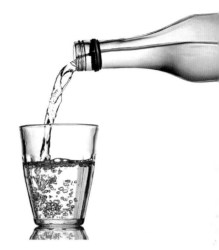

A lo largo del día debería tomarse continuamente 6-12 vasos de agua purificada (1,5-3 l).

- 07:00 horas: enema o un vaso de agua con sales de Epsom
- 08:00 horas: 50 ml de jugo de pasto de trigo
- 10:00 horas: 1 vaso de infusiones hierbales
- 12:00 horas: 2 vasos de licuado de verduras o sopa cruda
- 14:00 horas: 1 vaso de infusiones hierbales
- 16:00 horas: 2 vasos de agua purificada
- 18:00 horas: 2 vasos de infusiones hierbales
- 20:00 horas: 2 vasos de licuado de remolacha y zanahoria diluida con agua purificada

Durante la cura se recomienda que bebemos algo cada 2 horas, es un consumo continuo del agua alcalina. Así que no tendremos hambre, como máximo se puede producir al comienzo un poco de debilidad, o dolor de cabeza, etc.

El jugo de pasto de trigo consumido por la mañana reanuda la desintoxicación.

Si queremos ver una orientación práctica, hay que mencionar los dispositivos utilizados. ¿Con qué se preparan los jugos verdes (licuados), o sopas crudas? Hay muchas personas que no saben cuál es la diferencia entre una licuadora, la túrmix o una prensadora de jugos, y a continuación os lo vamos a aclarar:

La túrmix o batidora de vaso. La versión más conocida y versátil es la Thermomix, con más de 10.000 revoluciones al minuto, es decir, que los alimentos quedan triturados y batidos en menos de 2 minutos, así no les da tiempo a calentarse y perder los nutrientes, además nos sirve como procesador de alimentos los que, utilicemos para preparar patés y rellenos, si la hacemos funcionar en velocidad 4-5. Ponemos las verduras y las frutas en su vaso y batimos con un poco de agua. Es una herramienta muy útil si queremos consumir las verduras sin perder su valor nutricional, porque, en este caso, las fibras quedan en la bebida. Como las fibras vegetales desempeñan un papel importante en la digestión perfecta, la batidora de vaso o la túrmix es la herramienta básica y más importante de la cocina alcalina. Sin embargo, durante la cura de desintoxicación nuestra intención es excluir las fibras, por lo cual, si utilizamos la túrmix, luego necesitamos separar la pulpa y el jugo a través de una bolsa de filtro en el cual recogeremos las fibras vegetales y exprimiremos su jugo. Este método puede ser útil en el caso de que no dispongamos de ninguna licuadora o prensadora de jugos.

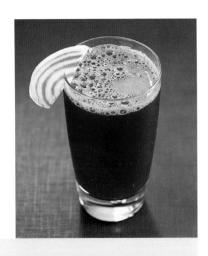

Con la licuadora puedes obtener de una manera óptima el jugo de zanahoria, remolacha o extracto de jugo de manzana.

Para obtener zumos hay dos tipos de máquinas: una es la *licuadora* y otra es la *prensadora de jugos.* Ambos separan el jugo de las fibras, tanto en el caso de las frutas como en el caso de las verduras. La diferencia es el principio de funcionamiento. El exprimidor es de gran velocidad, la licuadora desmiga, pica, rompe los vegetales que ponemos en ella y en este estado puede separar el jugo de las fibras. Hace lo mismo la prensadora con las verduras, pero de una manera mucho más suave: dos rodillos giran en sentido opuesto, que prácticamente comprimen los vegetales, las frutas, conservando así el jugo de la fibra. La licuadora es rápida, mientras la prensadora de jugos es lenta, pero suave. Con **la licuadora** puedes obtener de una manera óptima el jugo de zanahoria, remolacha o extracto de jugo de manzana, pero es menos eficaz con frutas blandas, como la piña o el kiwi. Esto significa que con los vegetales más duros trabaja bien (obtendremos relativamente mucho jugo y el residuo de la pulpa es seco), y de las frutas blandas obtendremos una cantidad de jugo menor y la pulpa restante estará mojada. No es adecuado para pasto de trigo, hierba de cebada y otras hierbas verdes. La **prensadora de jugo o extractor de jugo** (Green Star), sin embargo, es útil para todo tipo de verduras, frutas, e incluso para exprimir las hierbas verdes. Si el residuo, la pulpa, no está lo suficientemente seca, se puede volver a colocar de nuevo entre los rodillos y exprimir una segunda vez (en la licuadora no se puede volver a poner la pulpa de nuevo porque ya no va a hacer nada con él).

Los jugos recomendados durante la desintoxicación son los siguientes:

Jugo de Hipócrates

En el Instituto de Hipócrates de América este jugo es una de las bebidas más consumidas, y no es por casualidad. Es una excelente bebida contra la sed, es un excelente reponedor de los minerales y es una bebida desintoxicante. Es uno de los más importantes elementos del ayuno.

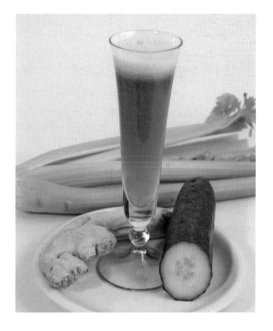

Ingredientes

1 manojo grande de apio junto con las hojas

2 pepinos largos

2 cm de un trozo de jengibre

un puñado de brotes de girasol

Preparación

1. Verter las verduras cortadas en la prensadora de jugos.

Obtendremos unos 500 ml de jugo.

Jugo rico en vitaminas C y E (según la receta del Dr. Young)

Ingredientes

150 g de espinacas

4-5 hojas de lechuga verde y en buen estado

1 puñado de germinados de berro (tiene un sabor muy intenso)

1 zanahoria mediana

1 pimiento verde mediano

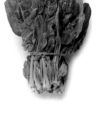

Preparación

1. Poner los ingredientes en una prensadora y reservar el jugo.

2. Diluir en 1 litro con agua purificada.

3. En caso de no disponer de una prensadora de jugos, poner en la túrmix con un poco de agua y batir hasta que quede suave y filtrar a través de un colador fino.

Especialidad de potasio (según la receta del Dr. Young)

Ingredientes

1 zanahoria mediana

1 bulbo pequeño de apio nabo

1 puñado de espinacas (alrededor de 80 g)

1 pequeño manojo de perejil (30-40 g)

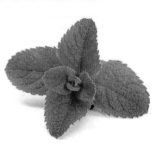

Preparación

1. Poner los ingredientes en una prensadora y recuperar el jugo.

2. Diluir en 1 litro con agua purificada.

3. En caso de no disponer de una prensadora de jugos poner en la túrmix con un poco de agua batir hasta que quede suave y filtrar a través de un colador fino.

Jugo de pepino con menta

Ingredientes

1 pepino

2 manzanas ácidas peladas

2 tallos de apio

puñado de hojas de menta (8-10 hojitas aprox.)

Preparación

1. Poner los ingredientes en una prensadora y recuperar el jugo.
2. Diluir en 1:1 con agua purificada. En caso de no disponer de una prensadora de jugos poner en la túrmix con un poco de agua batir hasta que quede suave y filtrar a través de un colador fino.

Bebida cremosa de vegetales

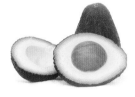

Ingredientes

1 aguacate mediano

1 pepino largo

500 ml de agua purificada

Preparación

1. Reducir los ingredientes a puré con un poco de agua en la túrmix.
2. Agregar el agua restante. Diluir proporción 1:1. Se podría filtrar, pero no es necesario. El pepino y el aguacate contienen muy poca fibra dietética residual.

Brócoli con zanahoria (es el favorito)

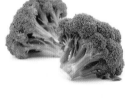

Ingredientes

3 zanahorias medianas

1 brócoli grandote

½ lima (o limón) jugo

Preparación

1. Poner las verduras en la licuadora, licuar, luego diluir con agua pura.
2. Añadir el jugo de limón o lima. Esta preparación si se hace en la túrmix luego habrá que colar con una bolsa de tela de hilado fino.

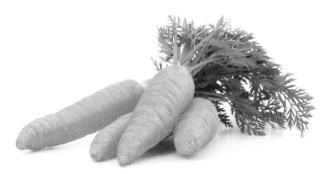

Jugo de «Buenas noches» a base de remolacha

El consumo de este jugo de remolacha está especialmente recomendado por las noches. En el biorritmo el hígado se activa entre la 1 y las 3 de la madrugada y es muy conocido que la remolacha regula los procesos metabólicos del hígado.

Ingredientes

4-5 remolachas medianas

1 zanahoria

1 manzana pequeña ácida o 1 cucharada de jugo de limón

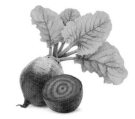

pequeño trozo de jengibre (opcional)

Preparación

1. Poner los ingredientes en la licuadora y recoger los jugos. Si lo preparamos sin manzana, entonces agregar jugo de limón al final.

En principio, recomiendo los jugos mencionados aquí, pero se puede escoger recetas de las siguientes capítulos también.

No solamente podemos hacer el ayuno al iniciar el programa de la desintoxicación. Si estamos en la fase de mantenimiento, también vale la pena limpiar nuestro organismo 3-4 veces al año de toxinas, incluso si el equilibrio del pH es el adecuado. Si vives y trabajas en una ciudad donde estás sometido al estrés diario, no puedes conseguir siempre alimentos producidos orgánicamente a 100 %, entonces las toxinas entran en tu organismo y de vez en cuando vale la pena de hacer una buena limpieza.

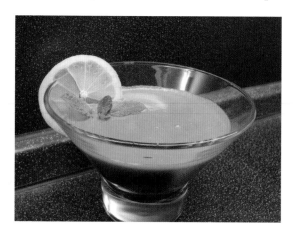

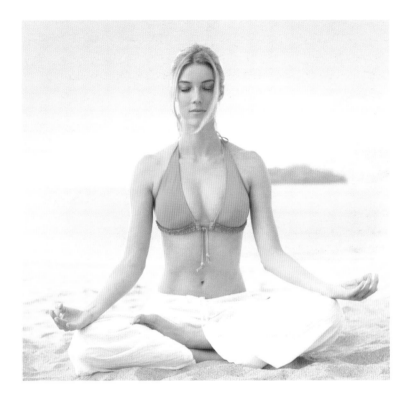

Personalmente, soy una fan convencida y practicante de esta cura de limpieza y de otras similares. Mi mejor experiencia fue en una casa de ayuno, donde durante 7 días promovimos la limpieza de nuestro organismo con sauna, yoga y largos paseos. Un retiro en una casa de ayuno es una experiencia muy intensa e inolvidable por varias razones. Una de las razones es que no estamos solos con nuestras quejas y síntomas desagradables además nos podemos fortalecernos mutuamente durante estas reuniones. Otro argumento suficientemente importante es que durante el retiro otras personas se encargan de que tengamos a nuestra disposición lo necesario en el momento adecuado, es decir, la calidad y cantidad de jugos, infusiones y sin ocuparnos nosotros. La indulgencia asociada a este es invaluable. Al menos hay que probarlo una vez, lo recomiendo a todo el mundo con amor. En nuestra casa es mucho más difícil, pero por supuesto es factible.

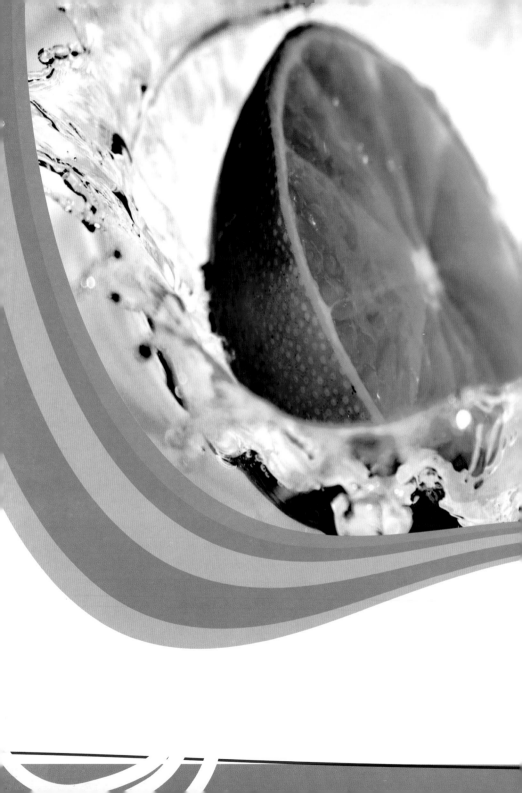

Programa alcalinizante 3.ª fase:
Dieta alcalina estricta durante 7 semanas

Esta fase del programa sin duda es la más difícil; sin embargo, es la más emocionante. Algunos alimentos aún están excluidos de nuestra dieta actual, aunque podemos empezar a incorporar los alimentos sólidos, pero siempre prestando mucha atención a que, en la medida de lo posible, consumamos alimentos que sean 100 % alcalinos.

Los principios fundamentales de la dieta alcalina estricta durante 7 semanas son:

- Habrá que evitar los hidratos de carbono.
- Nuestra alimentación estará compuesta principalmente de los vegetales verdes y amarillos, germinados de semillas y cereales, las semillas oleaginosas y los ácidos grasos esenciales.
- De las frutas solo se podrán utilizar el aguacate, el tomate, el limón, el pomelo y la lima.
- Consumir los alimentos de la manera más natural posible, es decir en crudo.
- Beber a diario de 2-3 litros de líquido, pues es la forma de vaciar el exceso de ácidos.

Todas las recetas que exponemos a continuación son alcalinizantes, por lo que en esta fase podremos elegir entre ellas. La cantidad de los ingredientes están calculados para una ración de degustación para 2 personas. Si nos gusta el plato y decidimos prepararlo, podemos doblar la cantidad de los ingredientes.

Los menús potenciales durante la tercera fase del programa alcalinizante se basan esencialmente en una dieta alcalina estricta para 7 semanas.

1. **Desayuno:** 300 ml de agua tibia con jugo de limón, 50 ml de hierba de trigo, luego un espeso batido de verduras o sopa de verduras crudas

   - **Media mañana:** 700 ml de agua pura

- **Almuerzo:** ensalada de verduras consistente con deshidratados de verduras (crackers) o leguminosas cocidas, un buen puñado de germinados
- **Merienda:** leche de almendras o un batido de verduras
- **Cena**: plato único de verduras con 800 ml de agua filtrada

❷ Desayuno: 500 ml de agua tibia con limón, 1 pomelo, una ensalada grande con salsa a base de frutos secos

- **Media mañana:** 700 ml de jugo de verduras filtradas
- **Almuerzo:** sopa alcalinizante, plato único de verduras con trigo sarraceno germinado o cocido
- **Merienda:** gran plato de ensalada, 800 ml de agua pura
- **Cena:** un espeso batido de verduras

Bebidas, espesos batidos de verduras

Batido cremoso de color verde

El día empieza bien con este batido espeso y cremoso con delicioso sabor. Si preparamos con leche de almendras en vez de agua, será aún más consistente. Ideal para las cenas también, porque se prepara rápidamente y puede ser comido lentamente.

Ingredientes

1 puñado de espinacas (alrededor de 50-60 g)

100 g de pepino

½ aguacate

½ manzana ácida

500 ml de agua pura o leche de almendras

pizca de sal

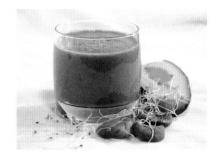

Preparación

1. Poner todos los ingredientes en la túrmix a excepción del aguacate y con un poco de agua batirlo hasta obtener una mezcla cremosa.
2. Añadir el aguacate pelado y seguir batiéndolo un poco más.
3. A continuación verter el resto del agua para obtener la densidad deseada.

«Amante de cítricos»

Este líquido constituye una bebida específicamente refrescante y verde, llena de vitamina C fresca. Si efectúas un trabajo intelectual, el aporte de esta vitamina para el organismo es muy importante. Cuando el cerebro está en pleno funcionamiento, necesita una dosis extra de la vitamina C y dado que en nuestro organismo no se puede producir, únicamente podemos ingerirlo con los alimentos.

Ingredientes

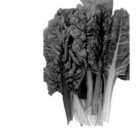

2 hojas grandes de acelgas

½ lechuga romana

1 pomelo

jugo de ½ lima

300-400 ml de agua purificada

Preparación

1. Pelar el pomelo y quitar las semillas.
2. Batir todos los ingredientes en la túrmix en principio con poca de agua y después diluir con el resto de agua hasta lograr la densidad deseada.

Batido verde especial

El sabor de jengibre y de limón se armoniza perfectamente. Recomiendo este batido durante el ayuno también, pero habrá que filtrarlo, es decir, separar la fibra del jugo con la ayuda de una bolsa de tela hilada fina o con un colador fino.

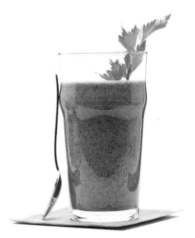

Ingredientes

2 puñados de espinacas (alrededor de 100 a 150 g)

¼ de limón con su piel

1 cm de jengibre fresco

500 ml agua purificada

Preparación

1. Batir los ingredientes en la túrmix hasta que quede suave, en principio con poca agua, luego diluyendo a la densidad deseada. Poner la cáscara de limón en la túrmix, únicamente si es ecológico, es decir, ¡sin productos químicos! Si no fuera ecológico, habrá que pelarlo.

«El gusto del prado»

En verano somos unos afortunados si cerca de nosotros hay un prado donde poder recoger estas plantas.

Ingredientes

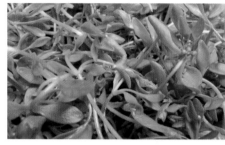

1 puñado pequeño de pamplina

5-6 tallo de ortiga con hoja

1 puñado grande de verdolaga

½ pimiento rojo

tomate

pizca de sal

Preparación

1. Batir los ingredientes con un poco de agua. El batido obtenido es sorprendentemente sabroso, su gusto nos recuerda al prado, de allí su nombre. Si queremos, podemos echar un poco de sal.

Sopas

Podemos romper con la tradición y tomar una deliciosa sopa incluso en el desayuno. Las verduras preparadas como batido en la túrmix son muy ricas, pues están llenas de fibras vegetales, por lo que rápidamente tendremos la sensación de saciedad. Asimismo, podemos poner picadillos (verduras ralladas o en migajas) en las sopas y entonces tendremos que masticar a fondo. Hemos de intentar, de cualquier forma, que el desayuno sea un alimento con alto contenido de agua, con mucha verdura. Por ejemplo, una sopa.

Sopa de aguacate con limón
Para 2-3 raciones

Ingredientes

1 aguacate grande o 2 pequeños

¾ de pepino

1 tallo de apio

unas ramas de cilantro fresco

1 cucharadita de comino molido

1 cucharadita de semillas de cilantro molido

1 limón (el jugo)

300-400 ml de agua depende si queremos la sopa más densa o más líquida

1 cucharadita de sal

Para el aderezo

100 g almendras

un poco de agua

jugo de limón

unas gotas de stevia

Preparación

1. Poner todos los ingredientes en la túrmix y batirlo hasta que quede suave.

2. Añadir más agua si fuera demasiado densa.

3. Para la salsa de almendra triturar las almendras, luego añadir un poco de agua y batir hasta que quede cremoso y sazonar con jugo de limón y stevia.

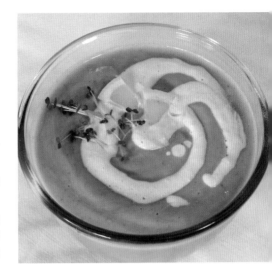

4. Verter la sopa en tazones y decorar con la crema de almendras y cilantro picado.

No la utilizaremos toda la crema de almendras, pero no vale la pena preparar menos porque no obtendremos una textura cremosa. Guardar el restante así podríamos verter sobre cualquier tipo de sopa cremosa o ensalada.

Sopa de brócoli cremosa

Esta sopa se puede calentar también, ya que tanto en frío como en caliente está muy sabroso.

Ingredientes

200 g de brócoli (preferiblemente fresco, no congelado)

2 dientes de ajo

½ pimiento amarillo

1 pequeño trozo de zanahoria (para endulzar un poco)

1 puñado (50-60 g) de anacardo

½ manojo de perejil

1 cucharadita de jugo de limón recién exprimido

400-500 ml de agua filtrada

1 cucharadita de sal

Preparación

1. Cortar las flores de brócoli del tallo y junto con los otros ingredientes batir hasta conseguir una consistencia cremosa en la túrmix.

2. Los tallos tiernos de brócoli pueden ser utilizados, las partes más gruesas, más duras, reservarlas para hacer el compost.

3. Cortar algunas flores de brócoli en trozos pequeños y añadir a la sopa como guarnición.

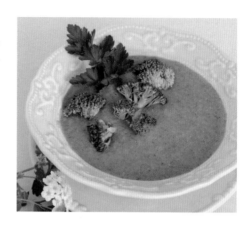

Sopa jardinera

Ingredientes

1 zanahoria
½ chirivía
1 tallo de apio con sus hojas
½ pimiento amarillo
1 tomate
6-7 cm de puerro o 2-3 cebollas jóvenes con las partes verdes
500 ml de agua
30 g nuez de Brasil molida
30 g de anacardos molidos
2 cucharadas de aceite de sésamo
1 cucharadita de comino molido
1 pizca de pimienta blanca molida

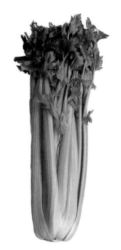

Preparación

1. Limpiar las verduras, echar en la Túrmix y con un poco de agua batir hasta que quede una consistencia cremosa.

2. Dejar trabajar la túrmix, porque, cuanto más tiempo esté batido, más cremoso y suave quedará la sopa.

3. Verter la mitad en un cuenco y la otra mitad dejar en la batidora, añadir las semillas, aceites, especias y tan poca agua para que la batidora pueda con ella.

4. Batir hasta que quede una mezcla muy fina, luego emulsionar con el resto del jugo de verduras.

5. Remover en el cuenco.

6. Servir con zanahoria rallada y especias verdes picadas finas.

Sopa de remolacha (salada)

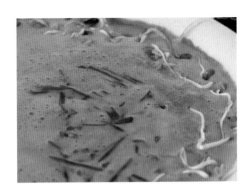

Ingredientes

1 remolacha mediana cortada en cubos

1-2 tallos de apio

1 puñado de almendras o anacardos

2 dientes de ajo

1 cucharada de zumo de limón recién exprimido; 1 cucharadita de sal

Preparación

1. Batir los ingredientes en la túrmix, añadir agua y batir hasta que quede una mezcla suave.

2. Añadir en la sopa como picadillo remolacha rallada y el apio cortado en tiras finas.

Sopa de tomate

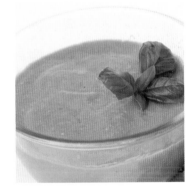

Ingredientes

700 g de tomates

4-5 tomates secos

3-4 cebollas jóvenes

1 cucharada de jugo de limón

1 pequeño manojo de albahaca fresca

400-500 ml de agua

1 pizca de sal (cuidado con la sal, porque los tomates secos pueden ser salados)

Preparación

1. Batir los ingredientes hasta que quede una mezcla suave.

2. Durante la 4ª fase en el mantenimiento de la dieta se podría añadir un dátil también.

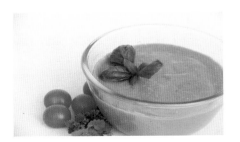

Gazpacho

Ingredientes

2 tomates grandes

1 pepino

½ pimiento rojo

la mitad de un pequeño pimiento picante (solo si te gusta el sabor picante)

jugo de ½ limón

1 diente de ajo

400-500 ml de agua

perejil y albahaca al gusto

1 cucharadita de sal

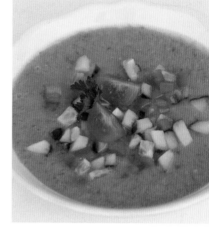

Preparación

1. Batir los ingredientes hasta que quede suave, luego, añadir el agua. Si nos gusta el sabor picante, se puede poner una pequeña cantidad de pimiento picante.

2. Cortar la otra mitad del pimiento picante a rebanadas finas, así los que gustan más fuerte pueden añadir a la sopa para impulsar el sabor picante...

Sopa de Popeye (según la receta del Dr. Young)

Es simple y muy rápida de preparar. Es una receta muy alcalina debido al pepino y de los verdes. El aguacate hace que sea delicioso y cremoso.

Ingredientes

½ aguacate

½ pepino

1 puñado de espinacas frescas (20-30 g)

1 diente de ajo

2-3 piezas de tomates secados al sol (en aceite)

1 cucharadita rasa de curry

unas gotas de jugo de limón (± de medio cuchara)

400-500 ml de agua

hojas de menta para decorar

pizca de sal

Preparación

1. Batir todos los ingredientes hasta que quede suave y cremoso, con la mitad del agua indicada, el resto al final.

2. Añadir el aguacate en la túrmix en último lugar, cuando el resto de los ingredientes ya están batidos y lo suficientemente cremosos. La condimentación se puede refinar, es decir, a quien no le gusten las especias orientales como el curry, puede ser reemplazada por condimentos como el caldo vegetal y si es posible sin gluten.

3. Decorar la sopa con pequeñas hojas de menta.

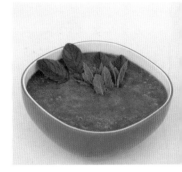

Sopa de col curativa (según la receta de Dr. Young)

Esta sopa es muy beneficiosa en caso de cansancio, estrés, o en estado resfriado, gripe. Tiene un fuerte efecto anti fúngico.

Ingredientes

¼ repollos, sin el tallo interior

½ cebolla roja

1/3 de pepino

1 diente de ajo

1 cucharada de jengibre fresco picado

1 manojo de cilantro fresco

400-500 ml de agua

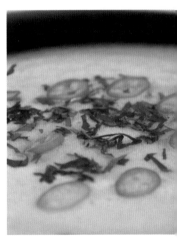

Preparación

1. Batir los ingredientes en la túrmix hasta que quede una mezcla suave, con la mitad de agua, el resto al final.

2. Si el agua está previamente hervida y puesta así en la túrmix, entonces la sopa puede ser consumida caliente en caso de que queramos consumirla de inmediato.

3. Decorar con guindillas y cilantro fresco picado fino.

¡Esta sopa hay que comerla recién hecha! Unas horas después el gusto de la sopa cambia y los efectos curativos se reducen.

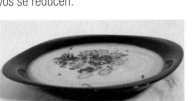

Las ensaladas

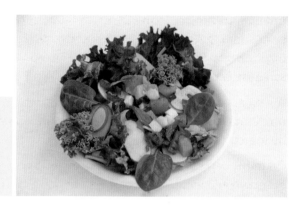

Una ensalada improvisada después de la compra: apilar las delicias recién adquiridas en un plato y consumir con placer.

Son las comidas más sencillas de elaborar; cualquier persona puede preparar una ensalada en unos segundos. Solo hay que tener cuidado de que todos los ingredientes sean naturales, así la mezcla será también natural y alcalina.

¿Hay posibilidad de equivocarnos? ¿Puede suceder que a pesar de los buenos ingredientes, sin embargo, el resultado final no sea agradable? Sí, porque hay algunas reglas básicas que deben ser respetadas. Por ejemplo, cuanto más duro es un vegetal más pequeño debe ser el corte, o tendría que ser rallado. Una rodaja de zanahoria enorme nadie la va a encontrar apetecible en una ensalada.

Una ensalada es deliciosa si está jugosa, si resulta apetecible. Si cortamos las verduras y servimos en seco, probablemente después del tercer bocado no sentiremos ningunas ganas de continuar comiendo... me refiero a que entre los ingredientes siempre debería haber algunas verduras jugosas como el tomate, el calabacín, el pepino, etc. Los aderezos para las ensaladas también son cruciales, es esto lo que podemos condimentar lo que hace nuestra ensalada aún más jugosa y gustosa. Debemos prestar atención a que una vez el aliño ya está echado y mezclado con la ensalada, deberíamos consumir en breve la comida, porque la sal y los condimentos del aderezo harán desprender jugos a las verduras, y después de unas horas, el gusto de nuestra ensalada cambiará de forma considerable, sin hablar de su aspecto (desprenderá su jugo, desaparecerá la frescura y algunos trozos de verduras marchitas nadarán en un charco marrón).

Intentemos utilizar lo menos ingredientes posibles. No es bueno si en una ensaladera tenemos troceadas docenas de tipos de ingredientes… Utilicemos como máximo 3 ingredientes principales y algunos potenciadores de sabor de carácter menor.

Así crearemos sabores armoniosos y la preparación de los alimentos será un desafío digno, y el consumo de los alimentos una verdadera sensación de logro.

Cuando preparamos una ensalada, no olvidemos los germinados. Siempre debería contener algún tipo de germinado tanto como ingrediente principal o solo como decoración.

Ensalada de brotes de lentejas al curry

¡Sabores especiales! El pimentón y la cebolla hará que sea crujiente y el curry dará un sabor especial a esta ensalada.

Ingredientes

2 tazas de brotes de lentejas (se trata de 2 buenos puñados)

1 pimiento rojo cortado en cubitos

1 cebolla roja mediana cortada en cubos pequeños

2 cucharadas de aceite de lino (u otro tipo de aceite prensado en frío)

1 cucharadita de curry en polvo

pizca de sal

Preparación

1. Añadir al tazón los vegetales y mezclar con los brotes.

2. Mezclar en una taza el aceite con la sal y el curry y regar la ensalada.

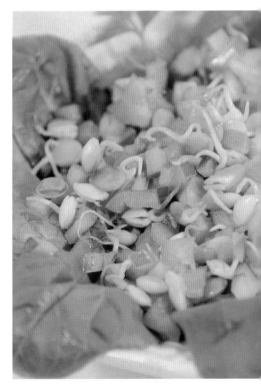

Para potenciar los sabores añadir unas gotas de jugo de limón y ya estará lista para consumir al momento.

Ensalada de pepino y aguacate

El pepino y el aguacate son altamente alcalinizantes y el ajo ofrece efectos antibióticos. El aguacate contiene mucha grasa, por lo cual no utilice otros aceites en esta ensalada.

Ingredientes

1 pepino

1 aguacate

¼ de limón

1 cucharada de jugo de limón

ajo

sal

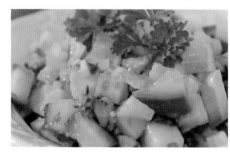

Preparación

1. Cortar el aguacate, rociar con un poco de jugo de limón y salar.
2. Machacar el ajo y mezclar con el aguacate.
3. Cortar el pepino en cubos pequeños y unirlo a lo anterior.
4. Cortarlo el cuarto de limón en tiras finas sin quitar la cáscara y añadir al resto. Decorar con perejil fresco.

Ensalada de pepino con menta

Ingredientes

1 pepino cortado en cubitos

1 pimiento rojo cortado en cubos pequeños

1 manojo de perejil

1 manojo de menta

unas gotas de jugo de limón

1 a 2 cucharadas de aceite de lino

Preparación

1. Cortar el pepino en cubos grandes y el pimiento en cubitos pequeños.
2. Picar las hierbas frescas y mezclar con el resto de las verduras.
3. Rociar con el zumo de limón, el aceite y remover bien.

Esta ensalada se prepara sin sal, así no desprenderá jugos y podría ser conservada para un consumo posterior.

Ensalada de pomelo, aguacate y espinacas

Ingredientes

1 pomelo rosa
1 aguacate
1 cucharada de jugo de limón
2 puñados de espinacas
germinados para decorar
sal

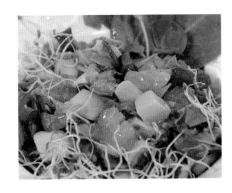

Preparación

Es una receta muy sencilla.

1. Cortar el aguacate en cubitos, rociar con el jugo de limón y espolvorear con sal.
2. Mezclarlo bien. Extraer la pulpa del pomelo con la ayuda de una cuchara desde su interior.
3. Cortar las espinacas en trozos pequeños con un cuchillo afilado. Mezclar bien los ingredientes y ya se puede consumir. Es preferible de no dejar reposar, es realmente bueno si es fresco. Si se deja en reposo, desprenderá jugo y cambiará de sabor.

Ensalada de topinambur

Ingredientes

200 g de topinambur
1 cebolla roja
3 dientes de ajo
1 zanahoria pequeña
1-2 tomates secos o tomates frescos
1 cucharada de aceite de sésamo
unas gotas de jugo de limón
rábano picante rallado
pizca de sal

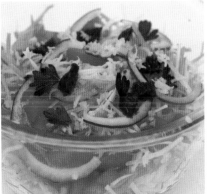

Preparación

1. Rallar finamente las zanahorias y los topinambures.
2. Cortar las cebollas y los tomates en trozos pequeños.
3. Mezclar el aceite con el ajo machacado, la sal y jugo de limón y verter sobre las verduras.
4. Rallar el rábano picante sobre la parte superior.

Ensalada de tomate con germinados

Ingredientes

1 taza de brotes mezclados (lentejas, frijol, mungo, rábano)

2 tomates grandes

2 ramitas de cebolla joven alargada (o medio manojo de cebollino)

2 cucharadas de aceite de prensado en frío

1 manojo de perejil

2 a 3 cucharadas de jugo de limón

1 cucharadita de semillas de sésamo

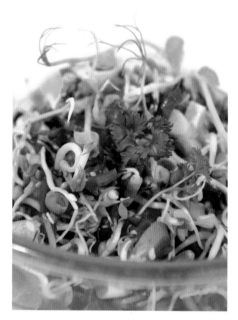

Preparación

1. Cortar el tomate, la cebolla y mezclar con los brotes.

2. Rociar con el aceite, verter el jugo de limón y espolvorear con las semillas de sésamo.

Patés, salsas, aderezos para ensaladas

Un buen aderezo para una ensalada es un verdadero tesoro: una ensalada simple se transforma en un plato exquisito. Con unos aderezos particulares nunca nos cansaremos de las ensaladas. Proporciona también a las ensaladas cotidianas sabores, colores y aromas. Los aderezos para las ensaladas se conservan durante varios días en el refrigerador; por tanto, recomiendo que intentemos tener en casa siempre alguna salsa o aderezo, así para una cena rápida únicamente debemos trocear o rallar unas verduras frescas y en un momento tenemos todo listo.

¿Cómo se transforma una sencilla ensalada en un verdadero plato principal? No es ningún secreto.

Las verduras coloridas y crujientes podemos variarlas con diversos aderezos como pates vegetales o salsas diversas así creando platos principales de alimentos naturales hermosos y sanos.

Los patés vegetales son extremadamente versátiles; según el gusto, podemos untar con ellos las rodajas de pepino, de calabacín, cualquier tipo de panes o deshidratados, pero también podemos rellenar con ellos los pimientos, los calabacines o los tomates. Si volcamos encima de una capa de verduras picadas una capa de paté vegetal, y a continuación otra capa de verduras y en la parte superior echamos una salsa ligera, obtendremos un pastel de verduras.

Las salsas podemos echarlas sobre cualquier tipo de plato principal, tanto en cantidad o solamente con carácter indicativo, o simplemente poniendo al lado para mojar. Las variaciones son infinitas. Hay un abanico de opciones para dejar libre nuestra fantasía para diseñar distintas formas, colores y sabores.

Sucesivamente en el capítulo de las descripciones de los platos principales y en las dietas de mantenimiento podemos encontrar recetas de muchos rellenos y aderezos, pero no por separado, sino siempre junto con el plato principal. Estas también pueden ser utilizadas en distintas configuraciones; por ejemplo, los mismos ingredientes de base con otro relleno u otra salsa ya formarán un plato distinto.

Salsa con hierbas

Esta receta es el más fácil y más versátil aderezo que conozco para las ensaladas. Por supuesto, no es una obligación utilizar a la vez todas las especias mencionadas en el listado. Según nuestro gusto, un día puede ser elaborado con más perejil, otro día con más eneldo. Podemos variarlo con ajo o un poco más de jugo de limón. Si echamos jengibre fresco y un poco de chile en polvo, obtendremos una nueva versión.

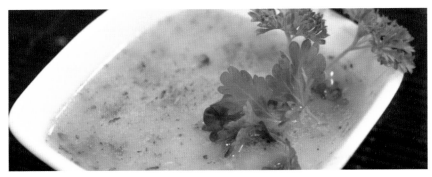

Ingredientes

1 taza de aceite	tomillo
½ taza de jugo de limón	pimienta
perejil	estragón
albahaca	orégano
eneldo	una pizca de sal

Preparación

1. Batir las hierbas picadas con el aceite y la sal.
2. Conservar la botella sellada durante varios días en el frigorífico. Agitar bien antes de usar.

Salsa de aguacate

Ingredientes

1 aguacate

1 limón exprimido

2 dientes de ajo

1 manojo pequeño de perejil picado

1 cucharada de aceite de semilla de uva (u otro aceite prensado en frío)

1 cucharadita de sal

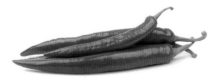

Preparación

1. Batir los aguacates junto con los otros ingredientes en la túrmix para obtener una crema sedosa. Este aderezo habrá que utilizarlo en el día o máximo al día siguiente.

Salsa a la húngara

Ingredientes

1 puñado de anacardos	2 dientes de ajos
1 puñado de semillas de girasol	unas gotas de zumo de limón
1 calabacín pequeño	poco de agua
1 cebolla roja pequeña	1 cucharada de sal
½ pimento rojo	
1 cucharada de pimentón dulce	
2 cucharada de comino molido	
¼ cucharada de pimienta negra molida	

Preparación

1. Moler las semillas, añadiendo un poco de agua. A continuación batir todo para obtener una crema de los frutos secos y reservar.
2. Mezclar con el resto de los ingredientes, poner en la túrmix hasta que quede una mezcla suave.
3. Añadir la cantidad suficiente de agua para obtener la densidad de la nata espesa.
4. Verter encima cualquier verdura crujiente, formará un plato delicioso.

Salsa de pepino con eneldo

Ingredientes

100 g de anacardos
1 pepino largo
1 cucharada de jugo de limón
pequeño manojo de eneldo
unas cuantas gotas de stevia
poca agua
pizca de sal

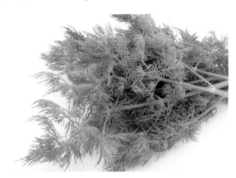

Preparación

1. Moler los anacardos y batir homogéneo todo junto con el pepino con un poco de agua, luego sazonar a gusto. Es preferible si ponemos la mitad de eneldo a triturar junto con la salsa y la otra mitad añadir cortado por nosotros.

Salsa aromática

Ingredientes

200 g de semillas de sésamo y almendras mezcladas
unas cuantas gotas de stevia
1 trozo pequeño de jengibre fresco
1 cucharadita de comino molido
unas gotas de jugo de limón
1 pizca de chile en polvo
curry
poca agua
pizca de sal

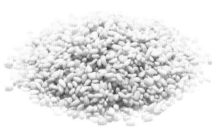

Preparación

1. Moler las semillas, añadir un poco de agua y batir sazonando con las especias. Este aderezo puede ser utilizado tanto para una ensalada como para un plato principal.

Salsa de almendras con zanahoria

Ingredientes

el jugo de 3 zanahorias (licuadas o prensadas)
1 puñado de almendras remojadas (sin piel)
1 cucharadita de azafrán
1 diente de ajo
1- 2 cucharadas de jugo de limón
pizca de sal

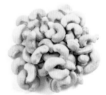

Preparación

1. Batir todos los ingredientes en la túrmix hasta que quede una mezcla fina. La densidad puede variar según la cantidad de almendras y jugo de zanahoria utilizadas. Si lo preparamos más denso, esta salsa es muy sabrosa con brotes frescos; si es más diluida, es un perfecto acompañamiento para una ensalada verde. Preparar la cantidad utilizada al momento de servir, porque su vida útil es solo un par de días.

Mayonesa de semillas (versión sencilla)

Ingredientes

1 puñado de anacardos
1 puñado de almendras
jugo de limón
mostaza en polvo
stevia
chile en polvo
aprox. 10-20 ml de agua
sal

Preparación

1. No he escrito la cantidad exacta, porque de esta salsa se puede preparar más cantidad y guardarlo en el refrigerador. No solamente recomiendo para las ensaladas, sino puede acompañar cualquier tipo de plato principal sobre cual se puede verter esta salsa un poco liquida. Acentuará los sabores y hará que las verduras sean más jugosas.

2. Moler las semillas, añadir agua hasta obtener la densidad de crema espesa luego a sazonar la salsa a gusto. Más tarde, si es necesario, se puede añadir más agua si deseamos que sea más líquida.

La mayonesa vegetal puede ser preparada de otras semillas como las de girasol, semillas de sésamo, semillas de cáñamo sin cáscara, nueces y nueces de Brasil. Todos tendrán un sabor distinto, ya que añaden su propio impacto de sabor también.

Aderezo de tomate

Ingredientes

1 taza de nuez de Brasil

3-4 tomates maduros

3-4 mitades de tomates desecados

1 cebolla roja pequeña

1 manojo de albahaca

1 cucharadita de jugo de limón

orégano

agua

pizca de sal

Preparación

1. Batir las nueces de Brasil con un poco de agua hasta que quede fino.

2. Añadir las verduras, sazonar y con agua ajustar a la densidad requerida.

Este aderezo lo recomiendo para cualquier tipo de verduras rellenas o pasteles de verduras. Sobre todo para platos donde dominan más las verduras y menos las grasas, tales como los rollitos de calabacín, espaguetis de calabacín, etc.

Salsa de tomate

Lo que difiere del aderezo de tomate es que la salsa contiene muchos más tomates, y menos especias. Utilizamos esta versión para los alimentos más grasos y cuando queramos destacar el sabor de los tomates (por ejemplo, en los pimientos rellenos).

Ingredientes

1 kg de tomates maduros

1-2 mitades de tomates secos

1 cebolla roja pequeña

1 cucharada de jugo de limón

pizca de stevia

pizca de sal

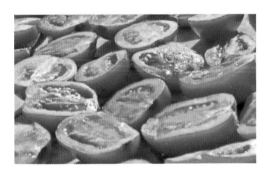

Preparación

1. Batir todos los ingredientes en la túrmix hasta que quede suave. Los tomates son jugosos, así no hay necesidad de agregar agua. En lugar de la cebolla roja se puede utilizar cebolla de primavera, cebolla dulce o chalota. Es importante que no sea demasiado fuerte, sino más jugosa, unas variedades más dulces.

Crema vegetal con especias

Ingredientes

1 taza de semillas de girasol (o con nuez de Brasil es aún más sabroso)

1 diente de ajo

zumo de limón

pimento rojo en polvo dulce, pimienta negra, comino molido, sal

Preparación

1. Moler las semillas y mezclar con todos los ingredientes.
2. Añadir el ajo y un poco de agua hasta obtener la densidad de crema espesa.

Crema de aguacate simple

Ingredientes

1 aguacate

1-2 cucharadas de jugo de limón recién exprimido

2 dientes de ajo

1 tomate cortado en cubos pequeños

1-2 cebollas frescas cortadas muy pequeñas

germinados para decorar

pizca de sal

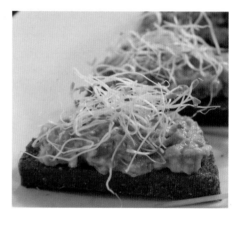

Preparación

1. Cortar el aguacate por la mitad, eliminar el hueso central y con la ayuda de una cuchara sacamos la pulpa de aguacate. Con un tenedor reducir la pulpa a puré y añadir el resto de los ingredientes. Untar el pan de lino con la crema y decorar generosamente con germinados de alfalfa. También es un relleno excelente para tomates.

Paté de germinados de lenteja

Ingredientes

4 cucharadas de lentejas germinadas (como en la foto)

4 cucharadas de girasol empapadas en agua

1 puñado de anacardos (opcional, pero esto hace más cremoso, más sabroso)

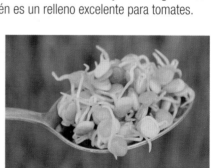

2 cucharadas de aceite prensado en frío, como aceite de semilla de uva

1 cucharadita de pimentón dulce

1 cucharadita de sal

½ cabeza de cebolla roja mediana

2 dientes de ajo (esto es opcional)

1 pizca de laurel molido

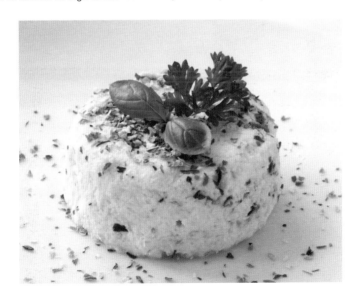

Preparación

1. Procesar los ingredientes en un procesador de alimentos, lo más liso posible. También ayudará a obtener una textura cremosa el aceite y los anacardos añadidos. Si está liso, ya está hecho. Ya se puede servir y comer.

Ideas: puede ser untado sobre pan de lino o utilizado como relleno de un pimiento.

Queso de almendras

Para mí fue un gran descubrimiento el queso de almendra a base de almendra. Un sabor delicioso, indescriptible: el sabor de almendra más el sabor de lo que añades, por ejemplo, el ajo, la sal, la pimienta, las hierbas verdes.

Pero la textura es algo fantástico. Suave, cremoso, untable, casi se funde en la boca.

Ingredientes

200 g de almendras remojadas

15 ml de agua

1 cucharada de copos de levadura inactiva (opcional)

1 cucharadita de psyllum husk

1 cucharadita de sal

1 manojo pequeño de cebollino

1 manojo pequeño de perejil

Para la decoración

1 cucharadita de caldo vegetal en polvo

1 cucharadita de pimentón dulce

1 cucharadita de hierbas frescas verdes picadas finamente

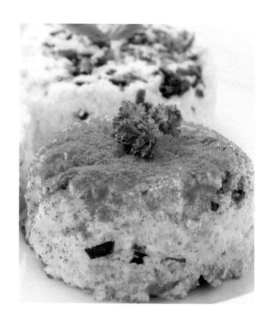

Preparación

1. Remojar las almendras durante al menos un día para que los inhibidores enzimáticos se descompongan y las enzimas entren en acción. Pelar las almendras para que el queso sea de color blanco.

2. Batir con 15 ml de agua hasta que quede suave. La textura en este momento es todavía suave, como entre la nata y el queso fresco.

3. Luego dejar en un colador durante aproximadamente 1 h, para que el exceso de jugo se drene. Esta masa espesa sazonarla al gusto con sal, hierbas frescas picadas y levadura de cerveza inactiva. En este momento mezclar con el psyllum husk, lo que hará que tenga consistencia densa y pueda ser cortada.

4. Insertar la masa en un molde redondo y después desmoldar sobre una bandeja.

5. Decorar la parte superior de cada montón de manera distinta: por ejemplo, con condimento vegetal, pimentón dulce, hierbas verdes frescas picadas. Cortar y consumir de la misma forma que si fuera queso preparado de leche.

Otras ideas: se puede utilizar distintas variedades de mezclas de especias, así obtendremos quesos distintos. Como ejemplo, utilizando curry, cinco especias chinas, especias de la provenza, mezcla de especias para pizza, especias húngaras, etc.

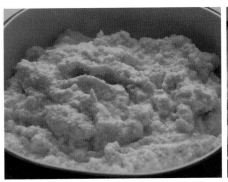

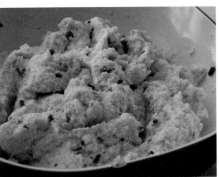

Antes de sazonar, masa muy espesa.

Masa escurrida, más densa y sazonada.

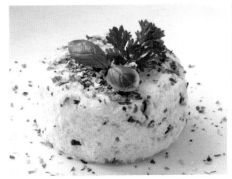

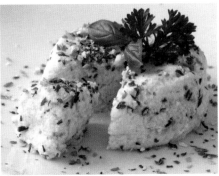

Después de desmoldar del molde cilíndrico.
Decorado…

… y cortado. Listo para servir.

Modo de utilización: con «pan crudo», o con verduras es una merienda excelente, cortado perfectamente puede ser el ornamento de una ensalada festiva, cortado en cubos será el ingrediente de una ensalada griega o se puede desmigar o cortar en dados y verter sobre una pizza cruda.

Variaciones: las almendras pueden ser remplazadas por anacardos, nuez de Brasil o sería una exquisitez preparar el queso crudo con nueces de macadamia.

Variaciones de las especias: Por el gusto de levadura de cerveza inactiva nuestro queso elaborado a partir de semillas oleaginosas tendrá el «sabor tradicional» de quesos, pero también podemos añadir nueces en trocitos o comino entero.

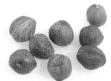

Paté de remolacha y tomate

Esta crema me encanta porque no lleva absolutamente nada de grasa. Esto es importante, porque el pan de lino también contiene oleaginosas, y casi todos los patés, los aderezos se elaboran a base de nueces y semillas oleaginosas. A veces necesitamos un plato que contenga aceite, así no será «excesivo» con los demás.

Ingredientes

2 remolachas pequeñas

1 cebolla roja

3 tomates medianos

4 trozos de tomates secados al sol

pizca de sal

unas gotas de jugo de limón

5-6 hojas de albahaca fresca
(opcional, pero si no hay, no
utilicemos la versión desecada)

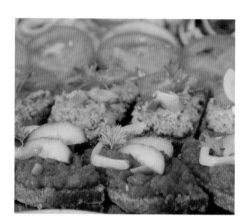

Preparación

1. Trocear los ingredientes en una procesadora de alimentos (cuchillo S) hasta que quede una textura de migas. Obtendremos colores asombrosamente brillantes y magníficos y un sabor intenso.

2. Untar sobre pan o servir como salsa para mojar las galletas saladas.

Crema de huevo falso

Ingredientes

100 a 150 g de semillas de girasol

1 manojo de perejil

½ pimiento rojo

2 cebollas finas (frescas)

2 cucharaditas de jugo de limón
recién exprimido

pimienta, comino, cúrcuma, sal

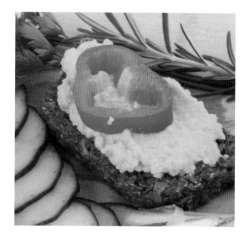

Preparación

1. Remojar las semillas de girasol al menos durante 1 hora; escurrir y con poco de agua, jugo de limón y los otros ingredientes batir en la túrmix hasta que quede cremosa.
2. Utilizar las especias según el gusto, utilizando una cucharadita de cada uno. Los que no sean amantes de mezclas de las especias tendrán que probar el preparado con «solo» cúrcuma.

Migas de coliflor

Un plato con bajo contenido en grasa, recomendable untado sobre pan o junto con «albóndigas» como guarnición.

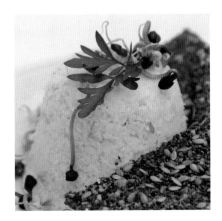

Ingredientes

1 coliflor

40-50 g de anacardos

2 dientes de ajo

2 cucharadas de aceite de semilla de uva

pimienta molida y sal

Preparación

1. Separar los arbolitos de coliflor, poner en un procesador de alimentos y reducir a textura de migajas.
2. Moler los anacardos finamente y añadir a la coliflor.
3. A continuación agregar el ajo, la sal, el aceite y mezclar con la procesadora de alimentos hasta que tenga una consistencia de patatas chafadas.
4. Al servir, espolvorear la parte superior con pimienta molida.

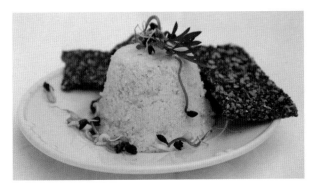

Humus

¡Germinar los garbanzos! Podemos preparar así un paté o el falafel.

Ingredientes

100 g de garbanzos germinados
  (germinar de la misma forma que
  las lentejas)

100 g de nueces remojadas (por lo
  menos 12 horas)

1 cucharadita de jugo de limón

comino y cilantro molido

1 cucharadita de pimentón dulce

1 cucharadita de sal

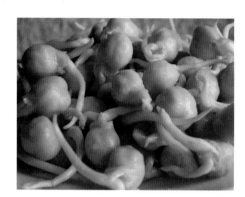

Preparación

1. Poner los ingredientes en una procesadora de alimentos y triturar hasta que sea completamente cremosa.
2. Untar sobre pan o con la masa rellenar pimiento rojo, tomates, etc.

Paté de calabacín (con ajo)

Es un paté jugoso, cremoso en el que el gusto del ajo es muy particular. Guardaremos en el refrigerador unas horas, pero no más. No se estropea, pero el sabor y la textura cambia. Si sacamos de la nevera, habrá que mezclar bien.

Ingredientes

1 calabacín mediano (o dos pequeñas)

80 g de las almendras remojadas sin piel

4-5 dientes de ajo

manojo pequeño de perejil

2 cucharadas de jugo de limón recién
  exprimido

1 cucharadita de pimentón dulce

sal al gusto

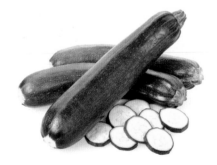

Preparación

1. No hay necesidad de pelar el calabacín, simplemente cortar los extremos.
2. Remojar las almendras al menos 12 horas, luego quitar la piel.
3. Moler las almendras finamente, luego junto con todos los ingredientes triturar con el procesador de alimentos. Con el fin de estimular el sistema inmunitario podemos añadir aún más ajo…

Platos principales

Los platos principales son aquellos platos contundentes y complejos que pueden ser consumidos durante el almuerzo o la cena. Sus componentes son las verduras, los patés vegetales, las salsas y los aderezos. Migajas de verduras en capas tipo tartas o tartaletas, verduras rellenas, verduras en salsas sedosas o «albóndigas» con ensaladas o con guarnición de verduras. Cada plato es delicioso, sabroso, colorido y fragante.

Ricos en fibras vegetales, enzimas, vitaminas, alcalinizan y reponen con los minerales valiosos.

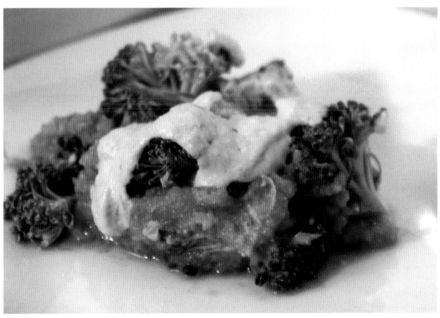

«Brócoli en cazuela» con paté vegetal y salsa cremosa 4-6 porciones

Los bellos floretes de brócoli recogidos en un paté cremoso y sabroso, además por encima una salsa aún más sedosa. No solo los colores, sino también los sabores deslumbran al servirlo. De los platos principales el primero que recomendaría.

Ingredientes

500 g de brócoli

1 cucharada de aceite prensado en frío

1 cucharadita de sal

Para el paté

el tallo de brócoli

200 g de zanahorias

100 g de chirivía

200 g de semillas de girasol remojadas

2 tomates medianos

2 pimientos rojos

½ calabacín pelado

½ cebolla roja

1 diente de ajo

1 cuchara de jugo de limón

unas gotas de stevia

1 cucharadita de comino molido

1 cucharadita de mejorana

pizca de sal

Para la salsa cremosa

150 g de semillas de girasol remojadas

150 g de nueces de anacardo

¼ cabeza de cebolla fresca

1 cucharada de jugo de limón

unas gotas de stevia

pizca de sal

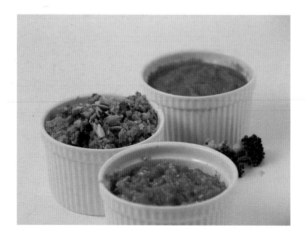

Preparación

1. Tajar los floretes de brócoli, cortarlos y reservar los tallos blandos para el paté (la parte gruesa y dura del tallo pelar y utilizar solo la parte blanca). Salar y rociar con aceite los pequeños floretes de brócoli y voltear cuidadosamente con las manos. Reservar.

2. El paté se compondrá de dos partes:

   Para preparar la **parte de migajas** poner en el procesador de alimentos los tallos de brócoli blandos, las zanahorias, las chirivías, las semillas de girasol remojadas y triturar hasta obtener una masa con trocitos.

   La **salsa «suave»** se prepara en la túrmix: batir los ingredientes hasta que quede suave. Juntar las dos partes de la salsa y voltear.

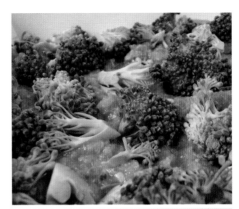

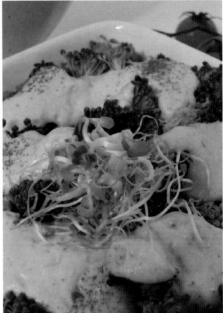

3. Para la nata vegetal de semillas oleaginosas: batir los ingredientes en la túrmix hasta que quede suave. Añadir la cantidad de agua necesaria para obtener la densidad de la nata espesa (los anacardos pueden ser sustituidos por las semillas de girasol remojados, pero hecho con anacardos es más sabroso).

4. Verter en una bandeja de cerámica la mitad del paté y sobre este colocar la mitad del brócoli. A continuación de nuevo el paté y encima el brócoli.

5. Verter un parte de la nata vegetal encima de la preparación y espolvorear con pimentón dulce. La nata restante servir en un cuenco por separado.

6. Servir y decorar con germinados y tomates frescos. En lugar del brócoli se puede probar con coliflor o colinabo rallado. Los sabores van a ser fantásticos, mientras los colores no serán tan hermosos.

Rollitos de calabacín con salsa de semillas de sésamo

Los rollitos de calabacín es una receta general, porque reemplazando un relleno por otro, o sustituyendo una salsa por otra, obtendremos platos distintos. Aquí presento una versión de los muchos, pero aconsejo para probar los diferentes rellenos y otras salsas, ya como sea descrito aquí en alguna receta.

Ingredientes

2 calabacines medianos

200 g de raíces vegetales mixtos (zanahorias, apio, nabo, chirivía)

60 g de semillas de girasol remojadas

1 cebolla roja pequeña

1 diente de ajo

pizca de sal

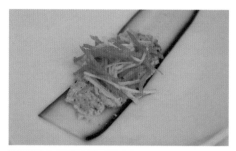

Para la salsa

100 g de semillas de sésamo

1 cucharada de jugo de limón

una pizca de stevia

pizca de pimiento picante

pizca de sal

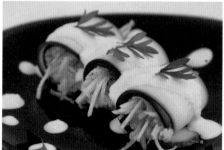

Preparación

1. Seccionar los extremos de los calabacines y cortar a lo largo en tiras finas.

2. Para el relleno rallar los vegetales en rejilla grande o cortar en tipo Juliana, para que se noten los trocitos. Procesar los demás componentes con las semillas de girasol hasta que quede una pasta cremosa.

3. Depositar sobre cada tira de calabacín un pequeño montículo de relleno con las semillas de girasol y una pila de verduras ralladas. Enrollar las tiras de calabacín. Si no desea que queden enrollados pueden ser fijados insertando un pequeño palillo de dientes.

4. Para la salsa moler las semillas de sésamo, añadir un poco de agua, batir hasta que sea completamente lisa, y luego mezclar con los saborizantes. Añadir suficiente agua a la salsa para que quede líquido y pueda verterse fácilmente.

5. Servir los rollitos de calabacín en una bandeja y rociar con la salsa de sésamo.

Pimientos rellenos con salsa de tomate

Los pimientos rellenos con salsa de tomate en Hungría es un plato tradicional. Me gustaría enseñar la versión cruda donde el pimiento queda crujiente y la salsa de tomate devuelve los gustos originales del tomate. En la versión original se utiliza el pimento amarillo de un sabor muy suave, pero pueden ser preparados con los rojos que son más dulces, o los verdes, que tienen un gusto más amargo.

Ingredientes

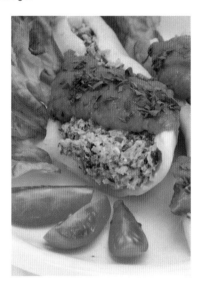

4 pimientos de tamaño mediano

150 g de semillas de calabaza remojados al menos 1 hora

50 g de semillas de girasol remojados al menos 3 horas

1 zanahoria

1 pequeña chirivía

1 pequeño trozo de apio bulbo

1 cebolla roja pequeña (o cebollas frescas)

pimienta, pimentón dulce, pequeño manojo de perejil pizca de sal

1 porción de salsa de tomate (ver en la página 135)

Preparación

1. Enjuagar y escurrir las semillas de calabaza y en el procesador de alimentos triturar gruesa. Reservar.

2. Excepto las semillas de calabaza poner todos los ingredientes en el procesador de alimentos (cuchilla S, o Thermomix velocidad 4-5) y picar para obtener un granulado. Retirar de la máquina la mitad y la otra mitad añadiendo un poco de agua y triturar hasta que quede completamente cremosa.

3. Mezclar las distintas texturas y rellenar los pimientos despepitados y cortados por la mitad. Colocar en una bandeja y verter la salsa de tomate por encima.

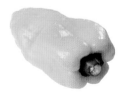

Rollitos de ensalada con salsa de remolacha

Una comida colorida con sabores intensos. No tienes excusa, hay que probarla, sin tardar mucho.

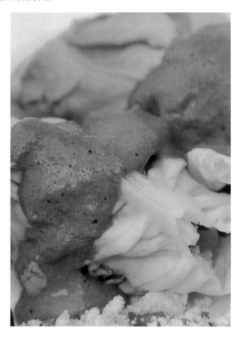

Ingredientes

1 lechuga romana o francesa

1 ración queso de almendras

1 cucharadita de rábano picante rallada

1 pimiento rojo italiano cortado en cubitos

Para el aderezo

2 remolachas medianas

1 puñado de anacardos

1 cucharada de jugo de limón

una pizca de stevia, 10-20 ml de agua purificada

sal

Preparación

1. Separar 8 hermosas hojas de lechuga que servirán para ser rellenadas y el resto cortar en tiras.

2. Para el relleno mezclar el queso de almendras con el pimiento cortado en cubos y el rábano picante rallado. Colocar un pequeño montículo sobre las hojas de lechuga y enrollar.

3. Batir las remolachas, los anacardos batir con un poco de agua hasta que quede una masa cremosa sazonar con sal, con jugo de limón, a caso con un poco de stevia y verter sobre las hojas de ensalada enrollada.

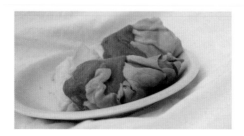

Espagueti de calabacín con salsa de aguacate (para 4 personas)

La receta y la foto es la preparación ganadora del festival de «Batido verde» en la categoría de la comida cruda, por Marta Simon.

Ingredientes

3 calabacines medianos

2 aguacates grandes

1 cebolla roja mediana

4 dientes de ajo

pimienta negra molida

sal

Para el aderezo

4 cucharadas de semillas de sésamo

1 cucharada aceite de sésamo

½ limón recién exprimido

pequeño manojo de eneldo, sal

pimentón dulce

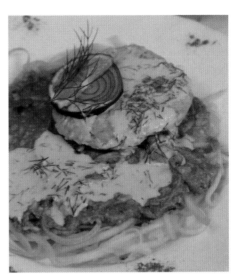

Preparación

1. Cortar el calabacín en tiras finas.
2. Con la ayuda de un tenedor chafar la pulpa del aguacate, mezclar con la cebolla roja picada y previamente empapada en jugo de limón, con el ajo machacado, con sal y pimienta. A continuación verter sobre la «pasta de calabacín».
3. Para el aderezo moler las semillas de sésamo, añadir el jugo de medio limón, con un poco de agua y aceite, triturar hasta que quede sin grumos. Sazonar con sal, eneldo al gusto y verter sobre la salsa de aguacate.
4. Decorar con eneldo fresco, cebolla roja y pimentón dulce.

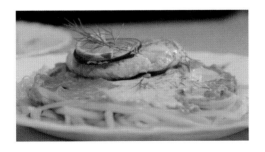

Albóndigas de germinados con ensalada de col

Este plato es un almuerzo completo... es uno de mis favoritos. En las albóndigas los germinados se pueden variar: brotes de mungo, frijoles, brotes de lentejas, brotes de garbanzos. Si no lo germinamos, pero cocinamos los frijoles, incluso se puede hornear las albóndigas, pero siempre sin aceite en horno caliente.

Una taza es aproximadamente 250 ml, pero no importa si la cantidad varía, lo que sí que es importante es la relación de medidas entre ellas.

Ingredientes

2 tazas de brotes de frijoles

1 taza de semillas de girasol en remojo durante 2 horas

1 taza de zanahoria picada

1 cebolla roja mediana

2 cucharadas de aceite de semilla de calabaza

1 cucharada de tomate seco y picado

1 cucharada de hierbas frescas (como el perejil, albahaca)

pimienta, pimentón dulce, comino molido según gusto

sal

Para la ensalada

½ cabeza de col blanca

1 zanahoria pequeña

¼ manojo de perejil

unas gotas de jugo de limón

pizca de stevia

pizca de sal

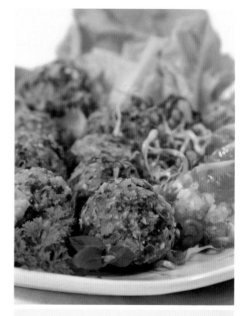

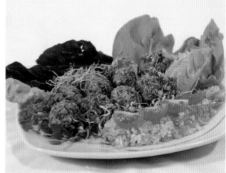

Preparación

1. Para las albóndigas colocar todos los ingredientes en un procesador de alimentos y picar para obtener una masa granulada. Quitar la mitad y la otra mitad seguir triturando hasta que quede cremosa.

2. Mezclar las 2 partes y sazonar. Con la cuchara sacar unos montículos, formar las albóndigas y poner durante 1 hora en la deshidratadora o en el horno para secarlo. Asegurarse de que no sobrepasen las temperaturas, porque a más de 45°C las valiosas enzimas se destruyen.

3. Trocear la col y poner en el procesador de alimentos y triturar suave en textura de migas. Cortar la zanahoria y la lechuga en tiras finas. Mezclar con la col y con los aromatizantes.

Tomate relleno de aguacate

Ingredientes

8 tomates medianos

1 manojo de cebolletas

2 aguacates pequeños (o 1 grande)

4 dientes de ajo finamente picados

2 cucharadas de trigo sarraceno germinado

1 cucharadita de jugo de limón recién exprimido

hojas verdes frescas (lechuga, repollo, etc.)

sal

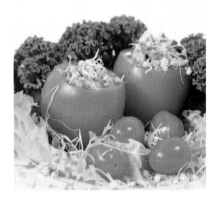

Preparación

1. Cortar la parte superior de los tomates con un cuchillo afilado, vaciar su interior y reservar.

2. Chafar con un tenedor la pulpa del aguacate y sazonar con sal y jugo de limón. Las cebolletas y los ajos picados mezclarlos con la pulpa de tomate vaciado previamente y remover con la crema de aguacate. Rellenar los tomates y servir sobre plato forrado con hojas verdes frescas y espolvoreado con germinados. Decorar con tomate cherry.

En esta fase del programa no hay ningún dulce. Por la mañana con el estómago vacío está permitido comerse un pomelo si realmente deseamos una fruta. Sin embargo, si hace ya unas semanas que dejamos de tomar dulces, entonces un pimiento rojo dulce o unas zanahorias también pueden proporcionar esta experiencia. En cuanto en nuestro organismo se restablece el equilibrio entre ácido y base, los patógenos no podrán «instalarse» y simplemente no enfermaremos. Se ralentiza el proceso de envejecimiento y permaneceremos más jóvenes durante más tiempo.

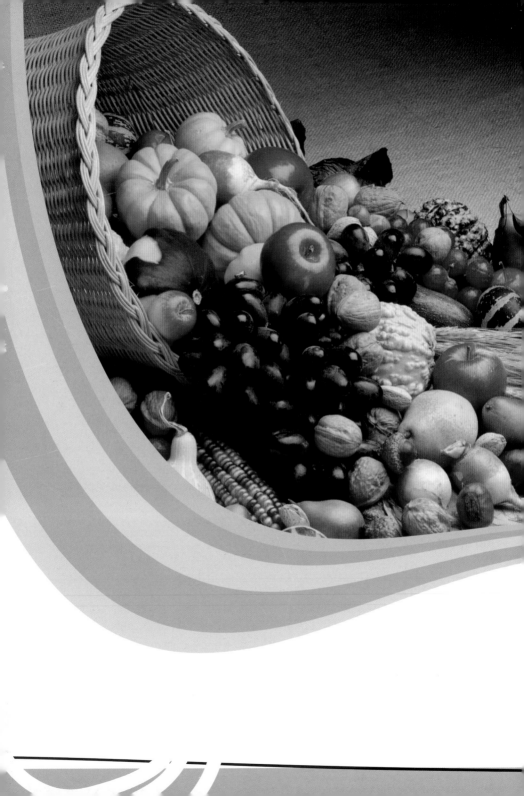

Programa alcalinizante 4.ª fase: Dieta de mantenimiento

Ha llegado el momento que estamos esperando desde hace meses.

Estamos en la cuarta fase del programa, también con el objetivo de mantener el equilibrio del pH ganado con mucho esfuerzo.

En esta fase los alimentos que podemos consumir se encuentran en la proporción del 80% alcalinos y en un 20%, ligeramente o moderadamente, ácidos. Si todo es cierto y somos persistentes, esta fase va a durar muchos años, que es lo ideal, hasta el final de nuestra vida. Esta relación de 80:20 no hemos de proponérnosla para el día a día, sino a largo plazo, porque habrá etapas en nuestra vida en las que la proporción sea de 70:30, pero después pueden ser sacados de nuevo los alimentos «más verdes», los que ayudan a restablecer el equilibrio.

¿Qué pasa si de vez en cuando un alimento muy ácido se cuela en nuestra alimentación? No hay que preocuparse, porque un cuerpo sano, que está en equilibrio, es capaz de tolerar fácilmente unas fluctuaciones momentáneas. Si volvemos al programa, y continuamos el consumo de los nuevos alimentos incorporados y tolerados, entonces, sin duda el orden se restablece y ya no nos afectará una «alteración circunstancial».

No es necesario contar los 70%-80%, si está respetada la regla más importante, es decir: los alimentos prohibidos (que están en la cuarta columna que aparecen en la tabla de la página 49) solo los consumimos solo para Navidad, en Pascua, y los demás días consumimos los alimentos de las primeras tres columnas y los platos elaborados con ellos.

Si prestamos atención al hecho de evitar por completo los alimentos procesados y que los alimentos cocinados lleguen lo menos posible a nuestros platos, entonces la proporción estará siempre muy cerca del 80% y los demás alimentos que son útiles por varias razones —aunque, por desgracia, son acidificantes— representarían el 20% restante.

Estimado lector, si eliges las recetas aprendidas en este capítulo y las de los capítulos anteriores, entonces puedes estar seguro de que tu alimentación será alcalina en la proporción adecuada. Entre las siguientes recetas podemos encontrar los que son ligeramente acidificantes; por tanto, para mantener el equilibrio hay que combinar en la justa medida con las recetas de capítulos anteriores.

Un posible régimen alimenticio durante el periodo de la dieta de mantenimiento:

1 **Desayuno:** con el estómago vacío, 300 ml de agua tibia con limón, seguido por un espeso batido de fruta, vegetales o una sopa cruda. Durante la mañana 600-800 ml de agua pura/filtrada.

Almuerzo: un plato principal de verduras con cereales cocidas o al vapor, 800 ml de batido de verduras acompañado de cereales.

Cena: pan crudo, paté vegetal, verduras cortadas, 800 ml de agua pura/filtrada con gotas alcalinizantes

2 **Desayuno:** 300 ml de agua tibia con limón en ayunas, desayuno de frutas o batido verde. Durante la mañana 600-800 ml leche de almendras.

Almuerzo: sopa cruda, plato principal con germinados, postre crudo (con stevia) 800 ml de zumo de verduras (licuado)

Cena: una ensalada grande, albóndigas, 800 ml de agua pura/filtrada

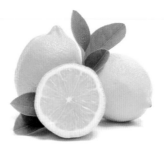

Desayuno de frutas

La fruta es un excelente desayuno consumido con el estómago vacío. Yo misma también consumo frutas en el desayuno, cuidando de no mezclar con otros alimentos que contengan almidón. El resultado: estoy cargada para todo el día con la experiencia del sabor dulce, así durante el día, ya no tengo este deseo por los dulces. Esto es especialmente importante si queremos mantenernos con la dieta alcalinizante.

Ingredientes

2 pomelos

2 manzanas

frutas de temporada

agua

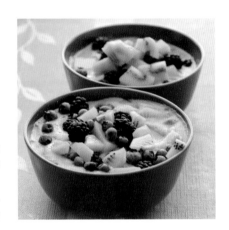

Preparación

1. Batir los pomelos y las manzanas en la túrmix con un poco de agua hasta que quede suave.
2. Verter en tazones y añadir unas delicio-sas frutas de temporada cortadas en cubitos.

Túrmix de batido verde

Es la tercera receta de los batidos verdes, después de la versión jengibre, luego aguacate salado, ahora haremos una versión más dulce en la cual mezclamos las hojas verdes con frutas dulces.

Es una bebida espesa, que se puede llevar al trabajo, sorbiendo durante toda la mañana. Esta versión sencilla incluso puedes disfrutarlas todos los días.

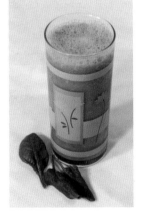

Ingredientes

2 puñados de hojas verdes (espinaca, lechuga romana, hojas de rábano, u otros tipos de hojas verdes)

1 manzana, 1 plátano + cualquier fruta dulce

400-500 ml de agua

Preparación

1. Poner todos los ingredientes en la túrmix y batir hasta que quede suave. Al principio con poca agua para alcanzar una consistencia cremosa, luego añadir el resto del agua.

Desayuno de fruta en batido verde

La única asociación correcta de las frutas es con las hojas verdes y nada más. Las hojas verdes son extremada y naturalmente alcalinizantes, por lo que con las frutas son un verdadero refresco en las madrugadas.

Ingredientes

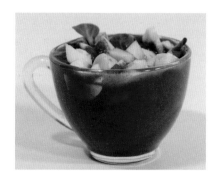

2 puñados de hoja verde (canónigos, espinacas, las hojas de rábano y zanahoria, etc.)

1 manzana, 1 plátano

poca agua

frutas de temporada

Preparación

1. Batir las frutas con las hojas verdes en la túrmix con un poco de agua hasta que quede suave. Obtendremos un líquido de textura de puré, denso y verde.

2. Echar en un cuenco pequeño y, según el gusto, podemos añadir cualquier fruta cortada en cubitos como manzana, plátano, uva, ciruelas, etc.

Sopas

Sopa de manzana y remolacha

Hemos visto una sopa de remolacha salada, pero aquí la remolacha está mostrando la otra cara, porque esta vez será dulce. Para endulzar podría ser suficiente la manzana, pero unas gotas de stevia no le vendrán mal. Es una gran sopa de invierno, incluso para el desayuno también.

Ingredientes

2 remolachas medianas

3 manzanas

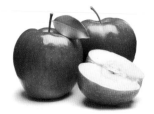

1 cucharadita de canela

1 dátil dulce (o para endulzar unas gotas de stevia)

1 puñado de almendras (remojadas y peladas)

300-400 ml de agua purificada

Preparación

1. Batir las remolachas y las manzanas en la túrmix con un poco de agua hasta que quede suave (pelar las manzanas para que no queden trozos pequeños).

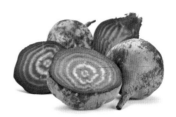

2. Añadir la canela y los dátiles. Una parte dejar en la túrmix y batir con las almendras hasta que quede suave.

3. Mezclar con el resto de jugos vegetales, y añadir tanta agua para obtener una sopa cremosa pero no demasiada densa.

Sopa de verduras (la base)

Ingredientes

1 tallo de apio con hojas

½ pimiento amarillo

2 cucharadas de aceite (preferiblemente un aceite con omega-3)

3-4 dátiles deshuesados

¼ cebolla picada

500 ml de agua

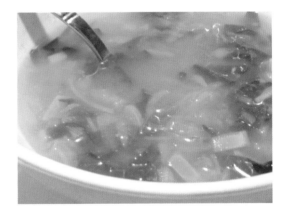

Preparación

1. Batir fino los ingredientes en la batidora hasta que quede suave, en principio con poca agua y luego, cuando está cremoso, añadir el agua restante.

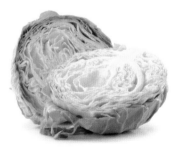

2. Para esta base podemos añadir:

   - ajo silvestre en crema o en tiras finas

   - el brócoli o el repollo

   - algas si deseamos una sopa de pescado

Por tanto, con la misma base se puede preparar una gran variedad de sopas en función de qué ingredientes tengamos en casa, o cuál sea la mejor verdura de temporada.

Sopa de mandarina a la vainilla

La mandarina es muy buena con la vainilla. Para que sea aún más cremosa esta sopa, se puede añadir un puñado de anacardos.

Ingredientes

½ kg de mandarina

2 plátanos

1 cucharadita de vainilla en polvo

1-2 dátiles sin hueso o algunas gotas de stevia

300-400 ml de agua purificada

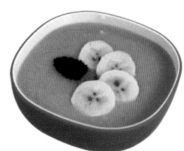

Preparación

1. Pelar las frutas y despepitar las mandarinas.
2. Batirlos con un poco de agua junto con los dátiles hasta que quede suave, y añadir la canela al gusto.
3. Cuando está totalmente cremosa, verter el agua restante.

Sopa de verduras con zanahoria

La nueva generación de la sopa de zanahoria... con un gusto especialmente fino, un sabor típico húngaro. A quien no le gustan las zanahorias puede probarlo también, porque esta le gustará.

Ingredientes

1 zanahoria

1 tomate

2 tomates secos

1 pimiento para rellenar

1 cebolla roja pequeña

400 ml de agua

pimienta pimentón rojo

comino

ajo en polvo

sal

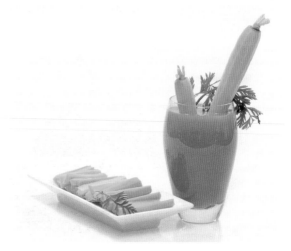

Preparación

1. Batir los ingredientes en la túrmix hasta que quede suave. En esta sopa no domina el sabor de la zanahoria, sino las otras verduras y los condimentos; por tanto recomiendo a todos lo que desea un sabor tradicional típico húngaro.

   A los que les gusta, ¡recomiendo con el pimentón picante!

2. Servir con un poco de zanahoria rallada.

Sopa de cereza con hierba de limón

Primero fue la sopa de cereza ácida... con plátano y dátiles. Más tarde llegó la sopa de cerezas, pero no era suficientemente agrio y el gusto del limón lo encontré demasiado intenso. Entonces llegó la hierba de limón… La hierba de limón es un verdadero tesoro, saborea sutilmente, pero al mismo tiempo hace notar sus efectos beneficiosos y se destaca el sabor dulce de la cereza. El plátano endulza y la hace cremosa al mismo tiempo, así ni siquiera necesita un edulcorante adicional.

Ingredientes

½ kg de cerezas sin hueso

2 plátanos

1 manojo de hierba de limón

1 cucharadita de vainilla

Preparación

1. Batir los ingredientes batir en la túrmix con un poco de agua hasta que quede suave. Verificar que las cerezas no se queden con huesos.

2. Decorar la sopa con las hierbas de limón.

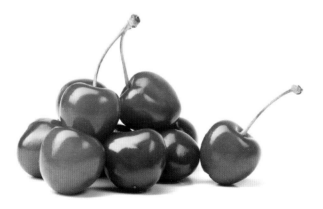

Platos principales

Los platos principales se consumen en el almuerzo o para la cena, y nos proporcionan una experiencia mayor que una sencilla ensalada.

Lasaña (con tomate, calabacín y pisto)

En la lasaña «cruda» la pasta está formada por las tiras finas de calabacín y el relleno a base de: verduras crudas trituradas y nueces. El resultado es deslumbrante, fragante, un plato único muy sabroso.

Ingredientes para 2 personas

2 calabacines medianos

½ cabeza de lechuga iceberg

Para la salsa de tomate

200 g tomates

50 g tomates secos

50 g de dátiles

albahaca fresca, ajo, especias italianas (esto puede ser opcional)

sal

Para el paté vegetal de semillas

100 g de almendras

50 g de pimienta

una cucharada de copos de levadura de cerveza

las tiras de calabacín no utilizadas para la «pasta» (max. 50 g)

aprox. 100 ml de agua

perejil, jugo de limón

sal

Decoración

rodajas de tomate, hojas de albahaca fresca

Preparación

1. Cortar el calabacín en tiras largas y finas con la mandolina. De 2 calabacines salen unas 16 tiras bonitas. Trocear la lechuga en tiras finas.

2. Poner los ingredientes de la salsa de tomate y batir hasta que quede suave. Si los dátiles son secos, habrá que remojarlos antes.

3. Para la capa de paté vegetal introducir los ingredientes en un procesador de alimentos, y hacer una masa homogénea.

4. Colocar 4 rebanadas de calabacín uno al lado del otro en una bandeja no muy grande. Distribuir encima la mitad de las lechugas. Sobre esta capa verter la mitad de la salsa de tomate y, a continuación, de nuevo cuatro rebanadas de calabacín. Repartir el paté vegetal de almendras, y luego volver a colocar cuatro rebanadas de calabacín. Tras una capa de lechuga seguido con la otra mitad de la salsa de tomate.

5. En la parte superior montar de nuevo las rebanadas de calabacín. Decorar con las rodajas de tomate y la albahaca. Se puede consumir inmediatamente.

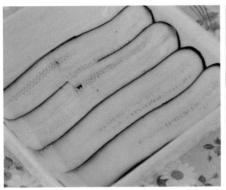

La primera capa: 4 rebanadas de calabacín expuestas uno al lado del otro.

Las otras capas se hacen de la misma manera.

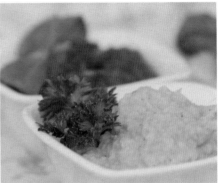

Las dos salsas, a la izquierda detrás la de tomate y delante el queso de almendras. Esta verde por el perejil.

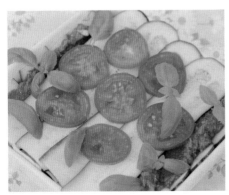

En la parte superior los rodajas de tomate y la albahaca fresca.

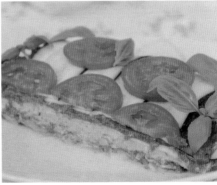

Así se ve cortada, se ven las capas.

Plato único de brócoli en salsa de almendras

Ingredientes

1 brócoli pequeño

1 pimiento rojo

3-4 cebolletas nuevas o cebolla roja o fresca

4-5 tomates secos

Para la salsa

un puñado de almendras o anacardos

manojo pequeño de perejil

1-1-1 cucharaditas de pimentón dulce, pimienta blanca, comino molido

1 cucharada de jugo de limón (recién exprimido)

agua purificada

pizca de sal

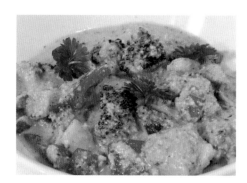

Preparación

1. Cortar las verduras en cubos pequeños.

   Para la salsa: moler las almendras o los anacardos en la túrmix, añadir un poco de agua, sazonar y añadir el perejil picado (también se puede añadir a la salsa la parte blanda del tallo de brócoli).

2. Verter la salsa sobre las verduras, y mezclar bien. Dejar 1-2 horas reposar, para que los sabores impregnen las verduras.

Curry de verduras

Después de un tiempo, prefiero aquellas recetas fáciles y que se preparan de manera rápida, pero al mismo tiempo son deliciosas. Esta receta es una de las excepciones. Tiene varios componentes, más los que utilizaré según mi gusto, aunque vale la pena probarla... Una verdadera especialidad.

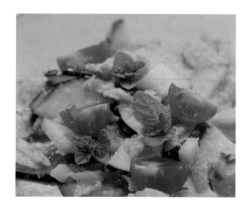

Ingredientes

2 zanahorias ralladas

1 calabacín cortado en cubitos

½ pimiento en trozos más pequeños

½ cebolla roja

un trozo de jengibre fresco rallado

pasas

un poco de fruta dulce como 1 melocotón, pero puede ser media piña

unas hojas de menta fresca

(se puede probar con más hortalizas: brócoli, rábanos, coliflor, apio..)

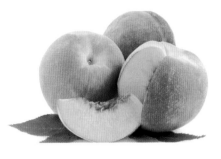

Salsa de curry

300 ml de leche de coco (se puede hacer de polvo de leche de coco o de lata)

un puñado de semillas de sésamo (esto amargará un poco)

un puñado de pasas (aquí también)

1 cucharadita de curry en polvo

el jugo de 1 naranja

tomates secos finamente picados

pizca de sal

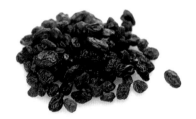

Preparación

1. Cortar las verduras y poner en una ensaladera.

   Para la salsa: batir los ingredientes hasta que esté fina la mezcla y verter sobre las verduras.

   No tengamos miedo, la salsa en este momento es muy líquida, pero las verduras lo absorberán y una hora más tarde conseguiremos un plato sabroso y fantástico. Los sabores y la humedad impregnan a las verduras, incluso lo ablandan.

2. Unas hojitas de menta, un poco de tomate se adapta bien, y unas almendras o anacardos tampoco hacen daño.

¡Habrá que masticar bien!

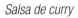

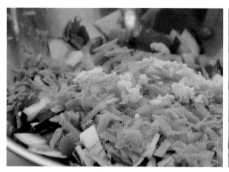

Las verduras cortadas.

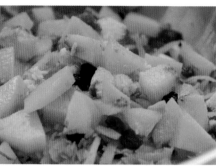

Con el melocotón y las pasas añadidas.

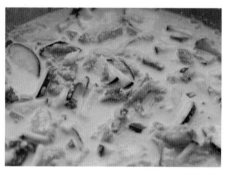

No hay foto solo de la salsa, pero aparecía así en la ensaladera cuando he vertido este líquido sobre las verduras.

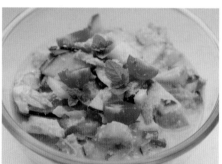

Se prepara por la mañana, guardar en el táper hasta el mediodía. Para la hora de la comida se impregna.

Colinabo con salsa de albahaca

Ingredientes

1 colinabo

1 puñado de pasas

1 puñado de nuez

100-200 ml de agua filtrada

1 cucharada de especias italianas

1 manojo de albahaca

1 diente de ajo

1 cuchara de jugo de limón

1 pizca de sal

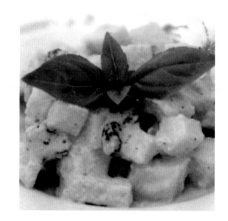

Preparación

1. Cortar en cubos pequeños el colinabo o rallar fino y rociar con el jugo de limón.
2. Mezclar con las pasas y la salsa de nuez con albahacas.
3. Batir las nueces con agua y el ajo hasta que quede suave, sazonar con sal, albahaca y las especias.
4. La salsa se puede sazonar de manera intensiva, pega bien con el colinabo.

Lechuga rellena de rábano negro

El gusto de rábano negro es muy intenso y es posible que la primera vez le sorprenda, pero en invierno cuando el tomate no tiene sabor y estamos aburridos del pimiento, el rábano nos puede completar el aporte vitamínico C.

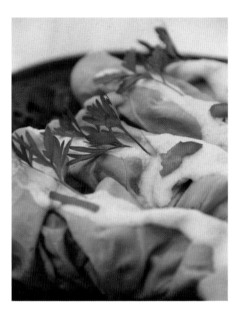

Ingredientes

8 hojas de lechuga para rellenar

1 mediano rábano negro

2 cucharas de miel

1 porción de mayonesa de semillas
  (ver en la página 134)

pizca de sal

Preparación

1. Rallar el rábano con un rallador mediano, salar ligeramente y dejar reposar.
2. Exprimir su jugo y mezclar con la miel. Apilar una cucharada sobre las hojas de lechugas lavadas y enrollar. Servir en un plato y rociar con la mayonesa de semillas.

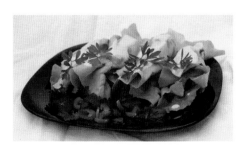

«Estofado» de zanahoria

Este estofado (qué nombre tan raro, además en crudo) lo recomiendo con mucho cariño para ser probado. Necesita pocos ingredientes, se prepara rápidamente y está muy sabroso. Consumir con pan crudo, albóndigas y servir con hojas verdes o algún tipo de lechuga.

Ingredientes

150 g de almendras remojadas sin piel o anacardos
200 g de zanahoria rallada
pimenta
1 cucharada de zumo de limón
1 manojo de perejil picado
1 cucharada de condimento vegetal
poco de agua
poco de sal

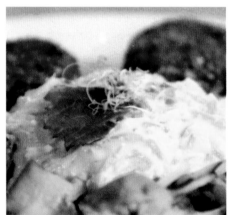

Preparación

1. Triturar las almendras en la túrmix, añadir un poco de agua y batir hasta obtener una salsa cremosa tipo nata espesa.
2. Sazonar al gusto con sal, la pimienta y el jugo de limón. Mezclar la zanahoria ralladura y el perejil picado.

Sugerencia: se puede reducir la cantidad de almendras, si en la salsa se añade algunos vegetales, como chirivía, apio, calabacín. Será más ligera, pero no será tan cremosa.

Ratatouille crudo

Es uno de los favoritos del verano, cuando maduran los tomates, los pimientos.

Se compone de dos partes: una salsa sedosa y de las verduras crujientes. Podría ser una cena especial y refrescante en una noche caliente de verano con pan o simplemente en así.

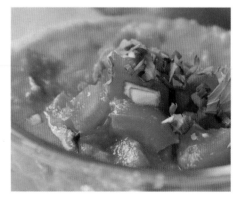

Ingredientes

Para la salsa

400 g de tomates

unos tomates secos (opcional)

200 g de pimiento

1 cebolla roja

pimentón dulce, chile

sal

Verduras crujientes

200 g tomates

300 g de pimiento (pimiento rojo, verde, amarillo o pimiento picante al gusto)

1 cebolla roja pequeña

unas hojas de perejil

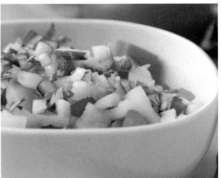

Preparación

1. *Para la salsa:* batir todos los ingredientes hasta que esté suave. Sazonar al gusto con sal, pimentón dulce.

2. *Para la parte de las verduras crujientes:* cortar los ingredientes en cubos pequeños y añadir a la salsa. Según gusto, también puede añadir calabacines. Si se añade pimiento picante, será un verdadero manjar.

3. Mezclar las verduras crujientes con la salsa sedosa y ya tenemos hecho.

4. Decorar con perejil picado, rodajas de tomate y pimiento. Listo para comer.

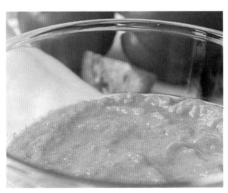

La salsa sedosa.

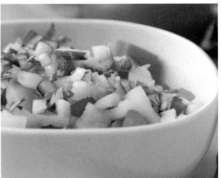

Las verduras crujientes.

Pizza

Hay una amplia variedad de recetas muy saludables, para pizzas. Sinceramente, unas mejor que otras. Esta es una pizza de verano con mucho tomate, verduras frescas, y germinados.

La base de la pizza es un deshidratado de verduras, que se puede preparar con antelación, empaquetado tiene una fecha de caducidad larga. La salsa y las verduras picadas aunque son recién hechas, pero nuestra deliciosa y saludable cena se prepara con rapidez. (En lugar de la remolacha se pueden utilizar otros vegetales como apio, calabacín, etc.)

Ingredientes

La base (3 piezas)

200 g de zanahorias

100 g de remolacha

50 g de cebolla roja

150 g de semillas de lino molido

50 g de semillas de girasol molido

150 ml de agua

2 cucharaditas de sal

Verduras

aguacate, pimientos, tomates, brotes, hierbas frescas

Salsa de tomate (cantidad por 1 pizza)

3 tomates frescos

2 tomates secos

5 hojas de albahaca fresca

1 cuchara de zumo de limón

1 dátil blando sin hueso (opcional)

1 cucharadita de sal

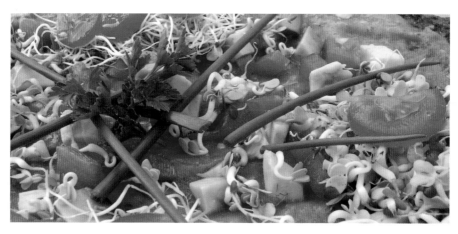

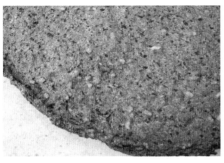

La base.

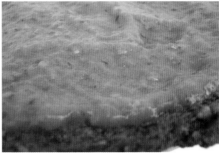

La base con la salsa para pizza.

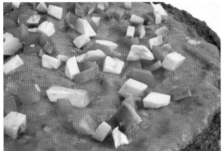

Salsa de pizza con las verduras en cubitos.

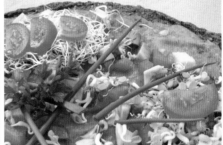

La pizza preparada.

Preparación

Para la base

1. Ttriturar las verduras en migajas en el procesador de alimentos y a continuación mezclar con las semillas molidas.

2. Sazonar y añadir tanta agua para obtener una masa flexible.

3. Moldear 3 placas circulares y deshidratar en 42 ° C durante 6 horas. El borde debe ser más grueso y en el interior más delgado. Se puede utilizar un horno eléctrico con la función de ventilador, en este caso, ajustar la temperatura a 50 ° C y dejar la puerta abierta como 2 dedos así el vapor de secado puede escapar libremente.

Para la salsa

1. Batir los ingredientes con un poco de agua.

2. Verter uniformemente sobre las base de pizza.

3. Servir con las verduras cortadas en cubitos, brotes y hierbas frescas.

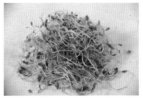

Los deshidratados

Los deshidratados pueden ser preparados en la deshidratadora o en un horno eléctrico con la función de ventilador; estos sustitutivos de panes, los crackers crudos, complementan a diario los platos jugosos de verduras frescas. Ya escribimos antes sobre el pan de lino, de las albóndigas y de los chips de kale que es un snack excelente.

En la receta anterior deshidratamos la base de la pizza, y ahora prepararemos unos deshidratados deliciosos; unos dulces y otros salados.

Grissini de lino con especias

Muy sencillo y delicioso...

Ingredientes

la misma cantidad de semillas de lino y semillas de girasol

ajo al gusto

especias

sal

Preparación

1. Moler la mitad de las semillas en harina fina, y la otra mitad en harina áspera. Con un poco de agua formar una masa y esto mezclarlo con el ajo picado previamente y las especias. Extender la masa sobre las hojas antiadherentes de la deshidratadora y marcar en la pasta unas varillas con la parte chato del cuchillo.

2. Después de 4-5 horas de deshidratación dar la vuelta y seguir el secado hasta que seque por completo. Si esta bien marcado entonces después del secado, se rompe con facilidad a lo largo de la línea de la marcación. Es deliciosa con una salsa de dips, con una ensalada o con tomate.

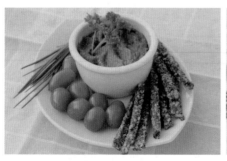

Palitos de semillas de lino con tomate
y salsa para mojar.

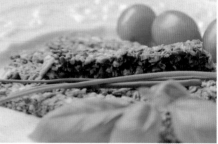

Excelente aperitivo saludable.

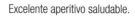

Deshidratados dulces: hoja de fruta

Probablemente muchas personas están familiarizadas con las hojas deshidratadas a base de frutas, con las cuales podemos elaborar unos postres crudos increíbles.

Ingredientes: Cualquier fruta nos viene genial: manzana, pera, melocotón, cereza, piña, ciruela, etc...

Preparación de las frutas: después de cortar y limpiar, echar en la túrmix y elaborar una papilla que extenderemos sobre las bandejas de la deshidratadora y a deshidratar. Usar la hoja antiadherente para que la masa pueda extenderse uniformemente y después de la deshidratación se puedan sacar las hojas de fruta desecadas. Se puede usar una hoja de papel con silicona o una bandeja para hornear de silicona. Para la deshidratadora Excalibur se pueden comprar unas hojas antiadherentes específicas de Teflex que se obtiene solo para este fin.

De una bandeja grande saldrá una hoja de fruta deshidratada de tamaño aproximadamente 35 × 35 cm y esto se puede enrollar con una crema de relleno para un tipo brazo gitano, o cortar en 4. Las hojas obtenidas así, de 17 × 17 cm, son fáciles de almacenar apiladas unas sobre otras en una caja hermética, así se conservará mucho tiempo, incluso se pueden mantener durante meses. Son excelentes materias primas de las dulces crudas, y figurarán en las siguientes recetas entre los ingredientes.

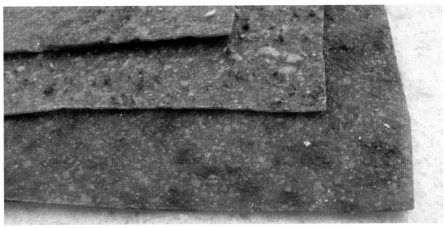

Dulces

Estos dulces no los recomiendo para el consumo diario. Existen unas fechas especiales como cumpleaños, Navidad, Pascua... cuando hay que preparar alguna exquisitez, pues no nos alcaliniza; sin embargo, podemos tomarlo y quedarnos con la conciencia tranquila, pues no es comparable a un postre tradicional con azúcar y harina. Nuestro organismo acepta mucho mejor estos dulces, están llenos de vitalidad y sabores intensos, nos abastecen con experiencias intensas.

¡Sin duda estos alimentos estarán en el 20%; es decir, los alimentos que no son alcalinizantes!

Cestas rellenas con flan de kiwi

Podría ser preparado este delicioso dulce crudo incluso para Pascua. El relleno es variable, en lugar de kiwi también puede ser preparado con fresas o con cualquier tipo de fruta colorida.

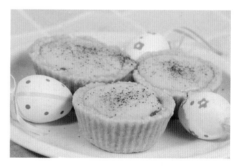

Ingredientes (para 10 cestas)

250 g de almendras

2 cucharadas de crema de dátiles*

2 cucharadas de copos de avena remojadas al menos 1 hora

3 cucharadas de jugo de limón

1 pizca de sal

Preparación

1. Dejar en remojo las almendras al menos durante 10 horas, así la cáscara marrón se despegara.

2. Moler en la procesador de alimentos las almendras, juntar los copos de avena remojados previamente durante 1 hora y escurrir bien.

3. A continuación añadir la pasta de dátiles, sal, zumo de limón y obtendremos una masa bien moldeable.

---

* Poner a remojar los dátiles en agua hasta que cubra. Junto con el agua de remojo poner en la túrmix para batirlo. De esta forma obtenemos un edulcorante natural de valor entero con vitaminas, enzimas lo cual se mantiene en el refrigerador durante 1 semana.

Poner la masa en moldes de silicona con forma de Muffin, presionar, e introducir en el horno con la puerta abierta durante 1 hora a 50 ° C, para evitar que se cueza y solo que se seque. Desmoldar cuidadosamente y seguir dejando a secar durante unas 2-3 horas más. Debe secarse de tal manera, que mantenga su forma, pero no sea completamente duro. (Por supuesto, si alguien tiene una deshidratadora, haga con ello.)

Para el flan de kiwi

6 kiwis

2 cucharas de pulpa de dátiles

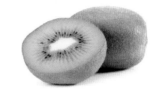

En un procesador de alimentos trocear en grumos los kiwis con la pulpa de dátiles.

Para la salsa de anacardo

150 g de anacardos

1 cucharada de miel

10 ml de agua

jugo de ½ limón

pizca de vainilla en polvo

Para la salsa de anacardos: moler los anacardos, poner todo en la túrmix y batirlo hasta que tenga una consistencia cremosa.

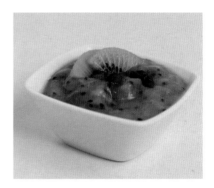

Preparación

1. Llenar las cestas con el flan de kiwi, a continuación verter una cucharada de salsa de anacardos en la parte superior.

2. Espolvorear con el polvo de vainilla.

No es un postre demasiado dulce, pero es simpático y vistoso.

Si rellenamos con frutas de diferentes colores, será con un acento lo más especial en la mesa festiva.

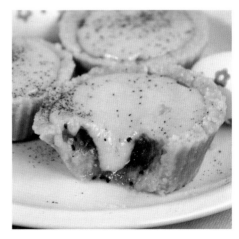

Flan de chía

La semilla de chía es el tesoro de los aztecas.

Sobre sus efectos benéficos últimamente se puede leer mucho. Las semillas de chía son fuentes naturales de los ácidos grasos omega-3, antioxidantes, proteínas, fibras dietéticas, vitaminas y minerales. Contienen más antioxidantes que los arándanos.

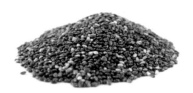

¿Por qué me gusta?

Porque transforma la consistencia de las frutas en pocas horas, en deliciosas flan o mermelada, así diversificando la manera sus consumos.

Combina muy bien con todo tipo de fruta; en realidad, no tiene sabor, es la fruta que da el gusto al flan, y las semillas de chía contribuyen en los aportes de proteína, grasa y vitaminas en la comida.

Ahora voy a mostrar una receta con melocotón, pero cualquier fruta vale para esta preparación.

Ingredientes

200 g de melocotón sin piel y sin hueso

2 cucharadas de semillas de chía

1 pizca stevia en polvo

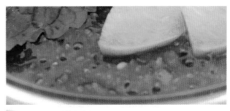

Preparación

1. Triturar los melocotones con la túrmix hasta que queda suave.

2. Añadir el edulcorante (stevia, o cualquier edulcorante natural), semillas de chía, mezclar bien y poner durante una hora en el frigorífico, para que las semillas hinchasen.

3. Servir decorado con frutas.

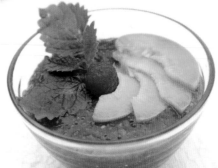

Tarta de chocolate con naranja

Recomiendo este pastel para cumpleaños; es suave, cremoso, de sabor intenso. No se puede comer mucho de él, porque es muy concentrado.

Ingredientes

Para la base

2 tazas de nueces remojadas

2 tazas de dátiles en remojo

½ taza de coco rallado (opcional)

3 cucharadas de cacao en polvo

pizca de sal

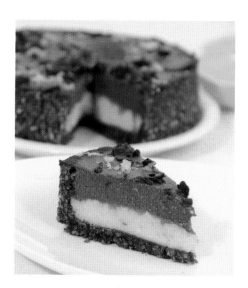

Preparación

1. Triturar los ingredientes en el procesador de alimentos en textura de migajas. Su consistencia es bueno si en la procesadora es de migajas, pero si presionamos con los dedos queda pegado. Con el coco rallado ajustar la densidad de la masa; si estuviera un poco blando, entonces habrá que utilizarlo; si no, se puede omitir.

2. Extender la masa en el fondo de un molde circular para pasteles y extenderla por las paredes con 4-5 cm.

3. Deshidratar en la deshidratadora durante 3-4 horas, y luego sacar del molde y continuar deshidratando aún 1-2 horas más (o en horno, con la puerta abierta).

4. La base de la tarta es deshidratada, así se conserva durante mucho tiempo, y puede rellenarse en cualquier momento.

5. Si se consume inmediatamente, no es necesario deshidratarlo, rellenar con el relleno y ya se puede comer.

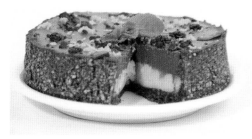

Para el relleno de naranja

Ingredientes

2 tazas de almendras

4-5 naranjas y su zumo recién exprimido

pizca de ralladura de piel de limón, una cucharadita de jugo de limón

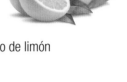

Preparación

1. Remojar las almendras y quitar su piel. Moler en un procesador de alimentos en migajas finas.

2. Añadir tanto zumo de naranja como para obtener una masa que no sea demasiado líquida. No escribí las cantidades exactas, porque depende de las almendras que cantidad absorben del zumo de naranja (como era de seca, cuánto tiempo estaba en remojo...).

Podemos añadir jugo de limón y cáscara de naranja.

Para el relleno de chocolate

Ingredientes

1 taza de anacardos

1-2 cucharadas de manteca de cacao (o aceite de coco)

3 cucharadas de cacao

1 taza de dátiles remojados

Preparación

1. Moler los anacardos en polvo, luego mezclar con un poco de agua, manteca de cacao y con los dátiles hasta que la masa quede sin grumos.

2. A continuación, añadir el cacao, pero este paso ya sin la máquina, removiendo bien con los manos. Si la masa es demasiada espesa, añadir un poco de agua; si está demasiada líquida, entonces echarlo un poco más del harina de anacardos. Obtendremos una crema de chocolate de buena consistencia, cremosa, pero de forma sólida. La manteca de cacao y el aceite de coco son sólidos a temperatura ambiente; además del gusto, también contribuyen en la solidez de la crema de chocolate, así el corte será mejor, nuestro pastel será más apetecible.

Compilación

Sobre la base extender la primera capa el relleno de naranja de modo que llegue aproximadamente a la mitad del borde. A continuación verter la capa de chocolate y alisar la parte superior con un cuchillo largo. Decorar con ralladura de piel de naranja, pétalos de chocolate, hojas de menta, etc.

Mejor será su consistencia si se deja a reposar unas horas en el frigorífico.

Crepes de plátano y fresa

Ingredientes

Especialmente durante la temporada de las fresas cuando podemos disfrutar este delicioso postre.

Los ingredientes de estos crepes son únicamente frutas: manzana, plátano, fresa. Muy simple: coger una hoja de fruta cuadrada (la receta se encuentra en la página 171).

Preparación

1. Cortar las frutas en trozos pequeños, durante la temporada de fresas son plátanos y fresas, pero pueden ser otras frutas también y colocar el relleno sobre las hojas de manzana y enrollar.

2. Colocar sobre un plato y decorar con hojas de menta.

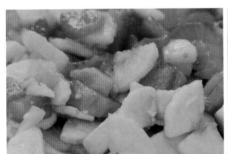
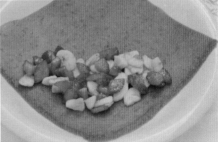

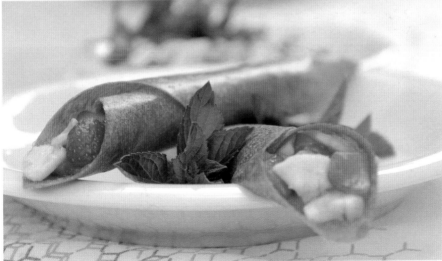

Brazo de gitano con semillas de amapola

Ingredientes

Es un postre muy típico en los países de Europa central y se consume sobre todo en las fechas de Navidad. La versión cruda es mucho más sutil, y la preparación es mucho más simple también, que la versión original.

Ingredientes para un brazo pequeño

100 g de almendras sin piel

150 g de dátiles (esto puede variar según el gusto y la calidad de los dátiles)

pizca de canela en polvo

100 g de amapola

la cáscara rallada de 1 limón

una hoja de la manzana (17 x 17 cm)

Preparación

1. Remojar los dátiles y cuando se ablanden (puede tardar hasta 24 horas si es muy seco) preparar una pasta con la túrmix. La densidad de la pasta de dátiles es como la mermelada, rica, cremosa y suave.

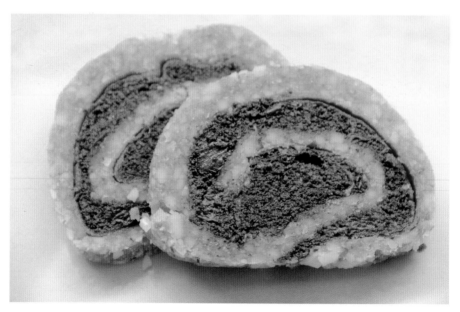

2. Remojar las almendras, quitar la piel marrón, desecar y moler no demasiado finamente (en la imagen se ven en la capa blanca unos grumos). Mezclar con la mitad de la pasta de dátiles, remover hasta obtener una masa consistente y añadir canela al gusto (esto va a ser la pasta clara).

3. Añadir la pasta de dátiles a las almendras en dosis pequeñas, y la cantidad suficiente para obtener una masa solida pero fácilmente moldeable. Esto depende de la cualidad de los dátiles, cuánta agua se ha utilizado para la preparación de la pasta de dátiles, es decir como es blando. La dulzura de la masa es variable con la cantidad de la pasta de dátiles.

4. Moler la amapola en la Thermomix o en un túrmix muy potente y mezclar con el resto la pasta de dátiles y la ralladura de un limón, esta masa será más blanda.

5. Extender la pasta blanca en el tamaño de la hoja de manzana (esto es aprox. 17 × 17 cm). Encima de la pasta colocar la hoja de manzana y prensar delicadamente. Extender encima la crema con las semillas de amapola y enrollar cuidosamente.

Es aconsejable dejar en el frigorífico al menos durante 6 horas, pero se conserva hasta 2 semanas (si no se termina antes)

Dátiles: es muy importante que los dátiles sean naturales sin azúcar y sin ningún tipo de aditivos. Recomiendo los dátiles ecológicos donde en los ingredientes dicen: dátiles secos orgánicos, aquí no hay azúcar, ni producto para que brille, ni conservantes.

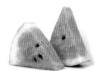
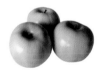

¡Estimado Lector!

Hemos recorrido juntos un largo camino. Me alegro de que me hayas acompañado, y espero que no te hayas arrepentido, ya que habrás tenido la oportunidad de experimentar los beneficios debidos al cambio de tu estilo de vida. Los problemas que te han afectado y preocupado durante periodos largos han disminuido o se han atenuado; te sientes rejuvenecido, más energético y los amigos y conocidos también lo confirman.

Has tenido la oportunidad de conocer los conceptos básicos de la dieta alcalina y has aprendido los procedimientos más importantes de **las preparaciones culinarias**. Has podido convencerte de que una dieta natural a base de verduras no solo es saludable, sino es variada, colorida y sabrosa. Además, **no solo conocerás las recetas de los platos** diarios, sino que te damos ideas para días especiales y también para postres deliciosos, pero saludables.

¡Continúa por este camino, busca personas con afinidades similares, inscríbete en cursos donde te enseñen a preparar alimentos crudos, apúntate a cursos, charlas! ¡Prueba nuevas recetas, lee más libros con temas similares, amplía tu conocimiento! Para todo esto te deseo buena salud y mucha perseverancia. ¡Y buen provecho para disfrutar con las recetas!

Gitta Lénárt

Índice de recetas

Datos de interés

A continuación exponemos una serie de páginas webs, direcciones e información que quizá le resulte útil al lector para saber dónde puede informarse y encontrar productos, libros, cursos o alimentos… que lo mantengan bien informado y próximo a las últimas novedades en relación con la alimentación natural, así como la multitud de posibilidades que este tema le ofrece (cursos, conferencias, restaurantes, etc.) para hacerle más fácil su práctica.

Exponemos solo una pequeñísima muestra de todas las direcciones, centros y páginas donde poder acudir.

Esperamos sean de su ayuda.

Ecocentro

Ecocentro es un multiespacio creado en 1993, dedicado íntegramente a la vida alternativa y natural, al cuidado del ser humano y del planeta, siendo un establecimiento pionero de estas características en nuestro país, único en su género que, por la amplitud y calidad de sus servicios, destaca como punto de referencia para la promoción de la salud y la calidad de vida, y convierte a Madrid en una de las pocas ciudades del mundo dotadas de un lugar así, con la constante inquietud de ofrecernos las últimas novedades relacionadas con un estilo de vida saludable y respetuoso con el medioambiente.

www.ecocentro.es

Almazen Natural

El espacio, con décadas de experiencia y trayectoria dedicada al cuidado natural del cuerpo y lamente. Una gran variedad y abanico de artículos curiosos y sobre todo sanos para cuidar mente y cuerpo. Desde una gran variedad de alimentos ecológicos, libros de autoayuda y música mística hasta un amplio bazar con objetos energéticos, bisutería oriental o cosmética natural.

www.elalmazennatural.com

Supermercados Veritas

Cadena de supermercados que favorecen el producto de temporada y el consumo de cultivo ecológico, por toda la península.

www.ecoveritas.es

En Veritas puede acceder *on line* para poder comprar.

Otros títulos de la colección

Bebidas alcalinizantes

Fuente de energía, vitalidad y juventud

GITTA LÉNÁRT

* * * *

El reloj orgánico

Cómo interpretar el funcionamiento de nuestros órganos vitales

LOTHAR URSINUS

* * * *

Aguas curativas

Los poderosos beneficios para la salud del agua ionizada

BEN JOHNSON